U0302059

瑜伽文库
YOGA LIBRARY

"瑜伽文库"编委会

均瑜伽生活馆文化系列

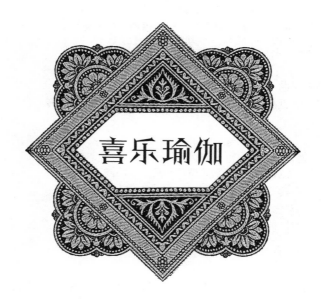

喜乐瑜伽

王志成 / 演讲　　王东旭 / 整理

乌小鱼 / 绘画

四川人民出版社

图书在版编目（CIP）数据

喜乐瑜伽/王志成演讲；王东旭整理；乌小鱼绘
画. —2版. —成都：四川人民出版社，2018.11
ISBN 978—7—220—11033—7

Ⅰ.①喜… Ⅱ.①王… ②王… ③乌… Ⅲ.①瑜伽—
基本知识 Ⅳ.①R793.51

中国版本图书馆 CIP 数据核字（2018）第 231166 号

XILE YUJIA
喜乐瑜伽

王志成演讲　王东旭整理　乌小鱼绘画

责任编辑	张　丹
封面设计	肖　洁
版式设计	戴雨虹
责任校对	何秀兰
责任印制	王　俊

出版发行	四川人民出版社（成都槐树街2号）
网　址	http://www.scpph.com
E-mail	scrmcbs@sina.com
新浪微博	@四川人民出版社
微信公众号	四川人民出版社
发行部业务电话	(028) 86259624　86259453
防盗版举报电话	(028) 86259624
照　排	四川胜翔数码印务设计有限公司
印　刷	成都东江印务有限公司
成品尺寸	130mm×185mm
印　张	8.25
字　数	130 千
版　次	2018 年 11 月第 2 版
印　次	2018 年 11 月第 1 次印刷
书　号	ISBN 978—7—220—11033—7
定　价	40.00 元

"瑜伽文库"总序

　　古人云：观乎天文，以察时变；观乎人文，以化成天下。人之为人，其要旨皆在契入此间天人之化机，助成参赞化育之奇功。在恒道中悟变道，在变道中参常则，"人"与"天"相资为用，相机而行。时时损益且鼎革之。此存"文化"演变之大义。

　　中华文明源远流长，含摄深广，在悠悠之历史长河，不断摄入其他文明的诸多资源，并将其融会贯通，从而返本开新、发闳扬光，所有异质元素，俱成为中华文明不可分割的组成部分。古有印度佛教文明的传入，并实现了中国化，成为华夏文明整体的一个有机部分。近代以降，西学东渐，一俟传入，也同样融筑为我们文明的固有部分，唯其过程尚在持续之中。尤其是 20 世纪初，马克思主义传入中国，并迅速实现中国化，推进了中国社会的巨大变革……

任何一种文化的传入，最基础的工作就是该文化的经典文本之传入。因为不同文化往往是基于不同的语言，故文本传入就意味着文本的翻译。没有文本之翻译，文化的传入就难以为继，无法真正兑现为精神之力。佛教在中国的扎根，需要很多因缘，而前后持续近千年的佛经翻译具有特别重要的意义。没有佛经的翻译，佛教在中国的传播就几乎不可想象。

随着中国经济、文化之发展，随着中国全面参与到人类共同体之中，中国越来越需要了解更多的其他文化，需要一种与时俱进的文化心量与文化态度，这种态度必含有一种开放的历史态度、现实态度和面向未来的态度。

人们曾注意到，在公元前8—前2世纪，在地球不同区域都出现过人类智慧大爆发，这一时期通常被称为"轴心时代"。这一时期所形成的文明影响了之后人类社会2000余年，并继续影响着我们生活的方方面面。随着人文主义、新技术的发展，随着全球化的推进，人们开始意识到我们正进入"第二轴心时代"（the Second Axial Age）。但对于我们是否已经完全进入一个新的时代，学者们持有不同的意见。英国著名思想家凯伦·阿姆斯特朗（Karen Armstrong）认为，我们正进入第二轴心时代，但我们还没有形成第二轴心时代的价值观，我们还需要依赖第一轴心时代之精神遗产。全球化给我们带来诸多便利，但也带来很多矛盾和张力，甚至冲突。这些冲突一时难以化解，故此，我们还需要继续消化轴心时代的精神财富。在这一意义上，我们需要在新的处境下重新审视轴心文明丰富的精神遗产。此一行动，必是富有意义的，也是刻不容缓的。

在这一崭新的背景之下，我们从一个中国人的角度理解到：第一，中国古典时期的轴心文明，是地球上曾经出现的全球范围的轴心文明的一个有机组成部分；第二，历史上的轴心文明相对独立，缺乏彼此的互动与交融；第三，在全球化视域下不同文明之间的彼此互动与融合必会加强和加深；第四，第二轴心时代文明不可能凭空出现，而必具备历史之继承和发展性，并在诸文明的互动和交融中发生质的突破和提升。这种提升之结果，很可能就构成了第二轴心时代文明之重要资源与有机部分。

简言之，由于我们尚处在第二轴心文明的萌发期和创造期，一切都还显得幽暗和不确定。从中国人的角度看，我们可以来一次更大的觉醒，主动地为新文明的发展提供自己的劳作，贡献自己的理解。考虑到我们自身的特点，我们认为，极有必要继续引进和吸收印度正统的瑜伽文化和吠檀多典籍，并努力在引进的基础上，与中国固有的传统文化，甚至与尚在涌动之中的当下文化彼此互勘、参照和接轨，努力让印度的古老文化可以服务于中国当代的新文化建设，并最终可以服务于人类第二轴心时代文明之发展，此所谓"同归而殊途，一致而百虑"。基于这样朴素的认识，我们希望在这些方面做一些翻译、注释和研究工作，出版瑜伽文化和吠檀多典籍就是其中的一部分。这就是我们组织出版这套《瑜伽文库》的初衷。

由于我们经验不足，只能在实践中不断累积行动智慧，以慢慢推进这项工作。所以，我们希望得到社会各界和各方朋友的支持，并期待与各界朋友有不同形式的合作与互动。

"瑜伽文库"编委会

2013 年 5 月

目　录

第二部分
面纱、演员、离场与和平

第三部分
有为、不为、无为与三摩地

第四部分
身份、传统、文明与得一

附　录

引 子

　　瑜伽如今已经在全球广为流传，国内也不例外。但凡流行盛广的，一定是喜乐的，因为人类的天性就是追求喜乐。那么，瑜伽的喜乐是什么呢？要回答这个问题，我们首先得思考一下所有形式的瑜伽实践都是为了什么。

　　答案众说纷纭。有人说瑜伽是为了减肥养颜，有人说瑜伽可以调理身心健康，也有人说瑜伽是向内，是为了探索我们内在的奥秘、寻求我们真正的自我。这些说法，我都赞成。深究这些答案，我们可以发现，瑜伽这一实践终与我们对喜乐的追求联在一起。所谓喜乐，从表象上说，就是可以带给我们身和心的愉悦和快乐。从深处说，就是通过瑜伽实践达到我们中国人说的天人合一的境界。天人合一的境界是超越二元的境界。用印度的说法就是梵我一如，西方的说法就是神人合一。但这个境界，似乎我们普通人比较难以理解，也似乎比较难以练习和实践。但是，我们瑜伽修习者都是走在这条道路上的，都是向往这一境界的，都是奔着这一境界的。本质上，这一喜乐并不难获得，因为这喜乐本就是我们人的真性，它就在那，从没有离开过我们，我们也从未失去过。

我们希望通过对瑜伽多层面的解读，为大家解开瑜伽中喜乐的奥秘，并为此提供一定的实践方法。

瑜伽的练习包括心法和功法两部分。功法无法取代心法。瑜伽真正的美妙和奥秘往往是通过心法获得。心法包括存在（sat）的心法、智慧（chit）的心法和喜乐（ananda）的心法。这里我们把喜乐的心法作为切入瑜伽世界的钥匙，因为喜乐是所有人关心、重视及追求的。通过揭示瑜伽的喜乐，我们可以看到瑜伽内部丰富的世界。

将心法划分为存在、智慧和喜乐三个部分，是为了更好地理解瑜伽。这三个心法的本质为一，它们并不割裂。之所以这样划分，是因为这三个词涵盖了瑜伽的方方面面，对应了我们的身心灵三个层面。"存在"对应身体，"智慧"对应心（心意、智性），"喜乐"对应灵（灵性）。在印度传统中，这三个部分也是梵（Brahman）^① 本身，即：存在是梵，智慧是梵，喜乐是梵。而存在就是智慧，智慧就是喜乐，喜乐就是存在。这三者并非割裂的独立存在，它们只是梵不同的面向。或许有人会说，这是否过于印度化了呢？其实，深入了解后我们就会发现，这和中国老子哲学中的道、佛学中的佛性以及西方至上神的若干维度是基本一致的。

①印度文化传统中的核心词之一，是绝对者，是吠檀多不二论的至上实在。

如何使用这本书

《喜乐瑜伽》一书很小，却倾注了我们大量的时间和精力。它已经承载了我要表达的许多信息以及我想要表达的核心信息——喜悦。读者或许可以采取某种阅读方式会比较容易理解和领会书中要表达的真正的核心内容。基本方法就是：

第一，选择一个安静的环境，尝试放下自己的思虑，轻松喜悦地面对这本书。

第二，一次阅读一篇或几篇，慢慢品尝，之后对所读内容进行冥想，如果感到某方面信息不够，可以找其他书来看，或到网上找相关主题的内容看。

第三，每读完一个部分，再通读一次前面的部分。

第四，有的内容或许已经很熟悉了，但你还是要非常认真地去读、去思考。

第五，每读完一部分，就对前面部分进行整体性理解，让它们彼此构成一个知识有机体。

第六，时时做笔记，写下自己的感悟。

第七，尝试在生活中实践其中一些核心方法和思想。

第八，交流与分享，你可以和朋友交流和分享，可以组建自己的读书会，这样的读书会可以是线下的，也可以是线上的。

另外，有关冥想部分，读者可以在自己尝试不同的冥想方法基础上选择一个或两个自己喜欢的冥想方法，可以尝试持续实践使用。还有，书中的漫画是帮助读者理解有些内容的，同时也是为了让本书生动一些，或许可以促进读者扩展一些想象和思想的空间。

第一部分

二元、三德、五鞘与梵乐

三 德 之 门

　　我们可以在《薄伽梵歌》①中看到对三德的大量教导。三德这一理论本身来自数论，是数论哲学的基本内容。瑜伽吸收了数论哲学的内容，因此三德的理论成为瑜伽的基本内容。三德思想在帕坦伽利的《瑜伽经》里是很重要的内容，是瑜伽修习者必须要面对和处理的。

　　根据三德理论，世界的一切存在物，从宇宙宏大的星系到微小的夸克粒子，一切都由三德构成。三德就是原质（Prakrti），原质是帕坦伽利《瑜伽经》中最基本的范畴。在吠檀多哲学中，对应

---

　　①《薄伽梵歌》，也称《神歌》，是印度史诗《摩诃婆罗多》中的一个插曲，基本内容是主克里希那和阿周那之间的宗教哲学对话。《薄伽梵歌》是"印度教"的圣经，在印度文化以及人类文化中都起到了重要的作用。

的则是摩耶（Maya）①，也就是能量。

《薄伽梵歌》说我们的食物分三种，我们的信仰分三种，我们的祭祀分三种，我们的苦行分三种。似乎一切都是分成三种的。信仰分哪三种呢？一类是善良形态的信仰，一类是激情形态的信仰，一类是愚昧形态的信仰。不论你是基督徒、佛教徒、婆罗门教徒，都可以这么分。因为每个人的三德构成不同，因此每个人的信仰展示为不同的形态。再譬如说食物分三类，不同人对食物的偏好或者说不同食物对人的影响也因人三德的构成而受影响。《薄伽梵歌》里说到"味美、滋润、可口的食物增强生命力，促进健康的、幸福快乐的食物是善良形态的人喜欢的食物；那些激

---

①摩耶有以下几种解释：第一个解释是试图以可以测度的东西测度无法测度的对象，以有限觉知无限的思维模式；第二个解释是导致虚幻表象的观念，譬如说中国成语里的杯弓蛇影；第三个解释是不是真的却表现为真的样子；第四个解释引发迷恋、迷惑和执着，譬如被一个美丽的东西迷惑；第五个解释是能量，或者说属性，摩耶是梵的属性，梵是没有属性的，但从摩耶的角度看，梵是有属性的。在吠檀多哲学看来，摩耶不是理论，而是对现象的描述和解释，摩耶不是无也不是有，摩耶不是存在也不是非存在，摩耶不是独立存在的实体，而是依附于梵，创造之前存在于梵但不可见、不可知，依赖于结果而知的，是梵的力量。说 Maya 不是没有，也不是有。不能说它没有，是因为它确实在运动，确实产生了结果。不能说它有，因为它一旦碰上了知识就会消除。就像魔术师的魔术，一旦被揭穿，幻化就会消除。摩耶具有投射的力量，在宇宙层面就是大自在天，但作为大自在天展示时，仅有投射的力量而缺乏其他力量。在个体的层面我们称为无明（Avidya），无明叠置梵的结果出现个体灵魂（Jiva），个体灵魂具有投射的力量，但无明产生了遮蔽。神话体系里，依其功能大自在天又展示为三个大神，梵天、毗湿奴和湿婆。

情形态的人喜欢吃苦酸辣烫、刺嘴的食物，愚昧的人喜欢吃走味的、残余污秽的食物。"

三德就是原质，或者说原质表现为三德。有人说，物质世界是由原子、质子、夸克构成的。这是现代科学的理解。在数论哲学里，宇宙的构成原质由三部分构成，分别是善良之德、激情之德、愚昧之德。三德在宇宙中的波动性存在差异，善良德性的波动比较平缓，激情德性的波动比较大，而愚昧德性的波动快速而混乱。

根据印度传统，宇宙元素分为土（地）、水、火、风、空（即五大）。根据数论哲学，这些元素并非不能再分，它们都可以再分解为 sattava（萨埵，善良）、rajas（罗阇，激情）、tamas（答磨，愚昧）这三德。这些基本元素的三德比例也不同。比如，地的比例为 sattava 占 10％，rajas 占 40％，tamas 占 50％，而空（以太）的比例则为 sattava 占 50％，rajas 占 40％，tamas 占 10％。中国有句俗话叫"天清地浊"。为什么天清而地浊呢？因为地的 tamas 比例最大。

灵性科学研究者研究了物质世界的不同区域。在不洁之地，sattava 和 rajas 分别只有 1％，而 tamas 占 98％。而在圣洁之地，tamas 占的比例相对小，只占 94％，而 sattava 占 5％。不同的人和事物的三德比例也不同。有人研究，圣人的 sattava 占 50％，rajas 占

世界的一切存在以三德为材料，其差异是三德比例的不同。

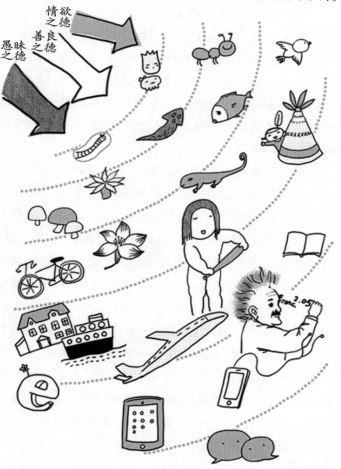

30%，tamas 占 20%；而我们普通的人 sattava 占
20%，rajas 占 30%，tamas 占 50%；邪恶之人的 sat-
tava 占 10%，rajas 占 50%，tamas 占 40%；精神病
人 sattava 占 10%，rajas 占 30%，tamas 占 60%。和
邪恶的人在一起面临的主要是得失问题；和精神病人
在一起则面临危险；而和圣人在一起，因为善良部分
充分地展示（愚昧部分几乎不展示），因此圣人给你
带来更多的平静、智慧和喜乐。这可以通过三德比例
的差别看出来。这是一个非常有名的精神科学研究机
构非常有趣的分析。

我们可以对人的快乐和人的德性之间的关系进行
分析。如果人的愚昧之德（tamas）占了上风，你和
这样的人打交道，就较难获得快乐，愚昧的人自身也
较难获得快乐。如果人的激情之德（rajas）占了上
风，这个人就总处于患得患失之状态中，用弗洛姆的
说法，这样的人总处在 to have（占有）的状态，而不
是 to be（存在）状态。但如果善良之德（sattava）占
了上风，那么就成为一个 to be（存在）的人。激情之
德（rajas）占了上风，人就总会处在二元的对峙中。
而善良之德（sattava）占上风，就更能接近不二论①

① 不二论（Advaita），是吠檀多哲学一个流派，它教导神、灵魂和宇
宙的一体性，修行的目标是"梵我一如"，代表人物是哲学家、瑜伽大士
商羯罗。

的境地，更容易获得平静、智慧、真诚、喜悦、快乐。

三德和瑜伽关系密切，是瑜伽哲学的基本内容。三德是原质，是能量，能量按照不同的三德比例状态而展示出不同的东西。有些能量你不能触碰，有些能量你可以接受，有些能量可能会带给你伤害，有些能量则是可遇不可求。不同能量以不同的形式、不同的名色展现在我们面前。三德构造的宇宙世界丰富多样。正如《薄伽梵歌》里讲到的，三德的信仰观、饮食观、祭祀观、崇拜观都能给我们带来启示。在人的成长中，三德的比例会不断变化，并导致我们修持和生活的改变。修持和生活的改变带来我们人格的改变，人格的改变带来对快乐感受的改变。希望我们三德之门中的善良之德带给我们不断的进步和变化。

二元性"快乐"

要获得瑜伽的喜乐，我们首先要了解二元性的"快乐"。二元性的"快乐"是什么，是真的快乐么？

我们说，作为主体的人一定会对应着一个客体的他人或者他物。这样形成的主体—客体的关系就是二元性的。今天我们说的绝大多数快乐都是二元性的快乐，诸如品尝美食、男女接吻、发现美景、欣赏音乐等等，这些都是通过我们的眼、耳、鼻、舌、身等感觉器官感知其他对象而带来的快乐。当然，感觉到这些"快乐"的并非是我们的感觉器官本身，而是我们的心意（manas）。

主客二分的二元性"快乐"是现象世界中最广泛、最普遍、最平常的所谓快乐。这样的"快乐"人人趋之若鹜。人们都说，要提升这样的

"快乐"、保留这样的"快乐"、长久享受这样的"快乐"，一方面可以通过提升我们感觉器官的感受力，另一方面可以通过改变客体的对象。比如孔子说的"食不厌精，脍不厌细"，就是要把菜烧得更好、让我们更能体会食物的滋味，这是典型的通过改善客体对象来提升所谓的"快感"。再如，通过锻炼或者治疗等手段，把身体变得更"健康"，感觉器官更"敏锐"，这样就更能体验更多的快乐。再如，通过改善主—客体所存在的环境提升快乐的感受，通过赚更多钱改善生活的条件来获得快乐。还有人说名声、荣誉、权利等等也可带来快乐。的确，"名、权、利、欲、色"这些东西，它们作为工具和中介，确实能够带来二元性的快乐。如此等等，不一而足。

所谓二元性的快乐有什么特征？

第一个特征是丰富性。现象界的对象很丰富，通过对象带来的快乐很丰富。对象的存在方式很丰富，丰富的存在方式带来的心意快乐也很丰富。帮助别人很快乐，被别人帮助也很快乐。做主人很快乐，做奴隶也可能会快乐，有些人甚至追求被虐的快乐。

第二个特征是有限性。你用手、眼、鼻、舌去感觉都是有限度的，我们占有的物质、财富、私爱都是有限度的。你的眼睛再好，也不能看到海底下的山丘，你的鼻子再灵，也闻不到森林中藏着的美味，你的手再长，也摸不到月亮……感官的局限制约了我们对感官对象的感受。

第三个特征是短暂性。这种因对象而来的快乐是时间性的。美味的食物吃完了，快乐就消失了，再想要这样的快乐就得再去品尝这样的美味食物。西方人说"名声的快乐只有15分钟"。有人说，我们可以一个快乐接着一个快乐，这样我们就会一直快乐了。殊不知，对象不会一个接着一个带给你快乐，总有失望的对象，并且，失望总是多过快乐。

二元性的快乐有个结构性的趋势——为了追求快乐，必须去占有（对象），占有（对象）后获得满足和快乐，而快乐之后欲望消退，欲望消退后，对快乐的欲望再次点燃，如此不断重复和轮回。这样的重复和轮回，在现象的世界中不断展示为占有、满足、消退、再占有、再满足、再消退。这是二元性快乐的结构图。

二元性快乐面对的困境是什么？

首先是身体的困境。生老病死就是身体的困境。我们不可能无限制地使用我们的身体。其次是关系的困境。人与人、人与物、人与世界的关系往往会造成对我们的约束。再者是资源和能源的困境，我们占有的环境、资源甚至人自身的能量都是有限的。

明白了困境这一现实，我们再来考察一下快乐产

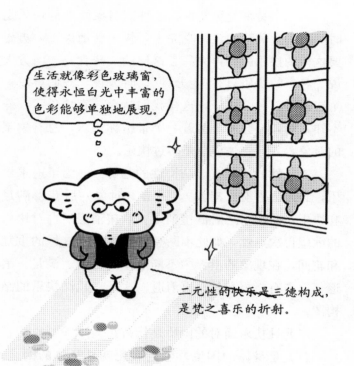

生、发起的根源。世界万物都是三德（gunas，即善良之德、激情之德和愚昧之德）构成的，三德的运动导致了我们的快乐和痛苦：善良之德（sattava，萨埵）占主导时，我们的喜悦就多些；激情之德（rajas，罗阇）占主导时，我们的欲望和忧虑就多一些；愚昧之德（tamas，答磨）占主导时，我们就感到痛苦。快乐的本质就是三德的差异、变化和运动。

　　二元性的快乐都基于现象世界的快乐。因此，我们要善待自己、自己所处的环境、身边的人和整个世界，进而获得有限、短暂、丰富的快乐。但我们始终要知道，我们能占有的东西始终都是有限度的，由占有的对象带来的快乐是有限的。说到底，这些二元性的快乐均非真的快乐，更非永恒的喜乐。它们不过是梵之喜乐的折射。明白这一点，我们才能获得真喜乐。

超越五鞘和悲喜

粗身鞘、能量鞘、心意鞘、智性鞘与喜乐鞘这五鞘是我们感受悲喜的主要中介。唯有超越五鞘，我们才能超越悲喜。

我们人在宇宙中出现，我们在这个生活世界中不断追求喜乐。如何追求快乐呢？传统佛教寻求涅槃，传统基督教寻求天堂，传统道教寻求成仙得道，传统伊斯兰教寻求乐园。《奥义书》教导说，追求喜乐不是要到另外一个世界去，也不是在这个世界中的某个地方，而是就在这里、就在当下。

人的喜乐来源是梵，这个梵和这世界密切相关。有人说，除掉名色的这个世界就是梵，梵是加了名色的世界。回到人身上，梵本身就是喜乐，所以喜乐要立足于我们的生命体。作为人我们有五个层面可以感受到喜乐。《奥义书》里说：

"食物就是梵"，食物构成了我们的身体。一切众生都从食物中成长，食物是宇宙中循环往复的，空气、水、五谷、植物和动物这一切都能被当作食物，食物是我们感知喜乐的方式。但仅仅靠吃食物能经验到梵乐吗？显然还不够。进一步我们感受到"能量就是梵，气就是梵"，来自宇宙的阳光带来的能量是梵，气息是梵，众生在气息中产生。我们都拥有小小的能量与气息，同时依赖更大的能量和气息而生存。我们的小气息与宇宙的大气息相连，庄子说"通天下一气耳"，整个宇宙就是一股气息、一股能量。通过经验气息和能量，我们感受梵乐。

超越能量的身体，我们又会认识到"我们的心意也是梵"。人之所以成为人，是因为我们从小不断接纳各种信息、思想，从而成为社会化的人。成为人的过程就是不断接纳心意的过程。我们生活在心意的世界、观念的世界。人与人的交往是心意的交往。我们通过心意感受到世界和宇宙的美好，通过世界的美好感受到梵和梵的喜乐。这也是我们人与动物所区分的起始部分。

我们不能停留在心意（鞘）上。我们要走向更高的层次，即走向智性鞘。对智性的认识很重要。不仅世界的奇妙要通过智性鞘发现，宇宙的架构通过智性鞘来认识，智性鞘也是灵魂的居所。我们同样不能执着于智性鞘，我们还需要继续前行，到达我们人人都希望达到的喜乐鞘。喜乐是爱的源泉，真喜乐超越粗身鞘、能量鞘、心意鞘、智性鞘，甚至喜乐鞘，因为喜乐鞘本身还不是至上之乐本身。喜乐超越一切，这是我们常说的"爱超越一切"的基本蕴含。这个爱有对自身的爱、对周围人的爱、对社会的爱、对自然的爱、对宇宙的爱、对众生的爱及对梵之爱，最后我们要爱"爱之所爱"，就是爱这个爱本身，这个爱也就达到了"圣爱"的境地。这爱是源头。爱就是梵（Brahman）。当你分享这宇宙的大爱时，你将被这个爱彻底融化。

《潘查达西》的作者斯瓦米·维迪雅兰亚（Sri Vidyaranya）曾经说："人在世上获得知识的快乐主要体现在四个方面，一是没有悲伤，二是所有愿望得到满足，三是感觉自己做了该做的，四是感觉实现了该实现的。"在《灵魂—解脱—分辨》一书中，他说："悲伤的消失是知识带来快乐最大的内涵，而其他的三个方面是次要的。"喜乐的获得或达成，也要理解悲伤。

悲伤有两方面，我们对今生今世生活中的悲伤，也有人说对未来、对下世担忧导致的悲伤。大部分情况下，人会对今生感到悲伤，但在某些特定的场景下，人也会对未来、对下世感到悲伤。悲伤的产生有两个因素：悲伤者和悲伤的内容。由于个体的生命认知有高有低。认知较低的，会由于我执、由于心意和我执之对象的结合而导致三类结果——快乐、不快乐和痛苦，就会得到酸甜苦辣各种体验，就会遇到和感觉到悲伤。而本质上，这是由于我们个体与我们的自性本身产生了断裂，断裂了、无法联结上时，我们就感到了悲伤。

古时，有一位国王和一位觉悟者。国王尝尽了名色世界的各种美妙，但他对自己拥有的一切感到厌倦，对国土、军队、妻儿、臣子、财富、美食等不再执着。那位觉悟者一无所有，他对这世界也不执着。他们相遇了。国王说："我们两个人都对这世界没有了执着。但你更厉害，我是因为厌倦而放弃一切，而你则从根本上放弃了一切。"可以看出，国王和觉悟者有差别。国王是因为拥有了而厌倦、而不再执着。

这是非常伟大的觉悟之道，我们今天的很多人都缺乏这样的觉悟。我们总想不断拥有，却又因为无法恒久地拥有而感到悲伤和绝望。我们可以学习国王的道路，不是说学习如何成为国王，是要学习在名色世界中如何能够渐渐达到不执着于这名色的世界之物质的境界。故事中的觉悟者，从小就接受了婆罗门的弃绝教育。这种方式虽然甚好，但对当今社会的大部分人来说并不现实。通过明白拥有这一现象和实践的本

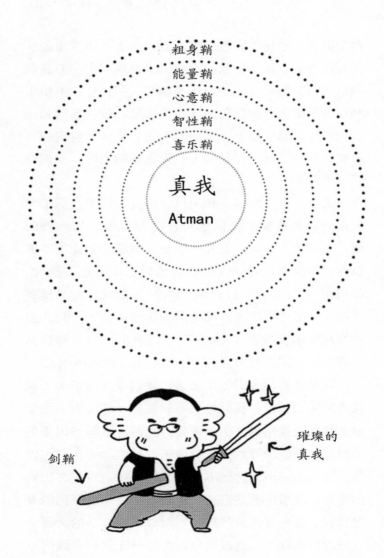

粗身鞘

能量鞘

心意鞘

智性鞘

喜乐鞘

真我
Atman

璀璨的
真我

剑鞘

质而明白生活的本质，以及直接的弃绝，这两条道路，国王的道路可能更适合现代社会和大部分的现代人。

悲伤何以消失？当我们个体与宇宙中展现的对象之间融合时，从更高层面讲，当我们个体的自我与终极实在彻底完成联结与融合时，悲伤就彻底消失了。这种融合不是名色上的融合，这种融合是觉知——即意识的融合。我们个体经历现象世界的磨炼，获得了不执着这一智慧。通过不执着的智慧，通过不断从粗身鞘到喜乐鞘与梵的联结，我们就能安住在我们的粗身鞘、能量鞘、心意鞘、智性鞘与喜乐鞘中，且不被这五鞘、这五个乌帕蒂（束缚、限制）所主宰而成为它们的奴隶。反之，我们成了这五鞘的主人，我们就会获得真正的快乐而没有悲伤。

需要注意的是，不执着不是消极的。不执着并不是让我们躲进深山与现象的世界脱离、隔绝，不是要让我们不再履行日常生活的职责，也不是要我们不问世事——这是我们必须要明白并始终记得的。

我执的真相

现在我们谈"执着"这一吠檀多哲学中非常重要的观念。执着，即我执，在瑜伽中、在佛学里也称为我慢，梵文是 Ahanakara，英文为 ego。在宽泛意义上讲，执着、我执、我慢、私我是同一个意思。我执非常奇妙，可以把它比作计算机病毒：我们的身心就像一个程序，而侵入我们身心的病毒之运行最终导致身心的崩溃。病毒有一个特征，即自我保护，简单说就是病毒的伪装。病毒不但要破坏我们的身心，它还要保护自己、壮大自己、传播自己。作为程序的病毒，我们必须要采取措施把病毒杀死才能保证程序的正常运行。我执作为我们身心的病毒，也必须要杀死它，我们才能健康。

我执是我们身心上的病毒，是我们愤怒、恐惧、失望、抑郁、悲伤、纠结、烦恼的根源。但它同时也伴随着带给你快乐、喜悦和满足的感觉。我执就是这样给你一点满足，同时也给你更多负面的东西。我执的根源是什么？是"我（主体我，I）""我的（my）"和"你（you）""你的（your）"的分别，是"我""我的""你""你的"和对象世界中的对象的隔离，也就是二元的对立。我们认为我就是我，你就是你，这是我的，那是我的，这不是你的，那不是你的。我们深深地陷入二元的对峙中。当我没有得到我的"这"和"那"的时候，我们烦恼，我们痛苦，没完没了、无有穷尽。得到了我的"这"、我的"那"，我们就兴奋，我们就满足。但过后不久，无法恒久的"这""那"让我们厌倦了，或者它们消失了、破损了，我们便会再一次烦恼、再一次痛苦，我们就会再一次去要努力"获得""这"，"获得""那"。如此循环反复，没完没了，这二元的对峙成了我们身心的病毒。消除我执就是快乐，但自古至今，我执的消除非常难，绝大部分人难以做到。有人说，千人修佛、千人瑜伽，但唯有一人消除我执。千人中九百九十九个人做不到。为什么？因为我执这一病毒有着非常强大的自我伪装、自我保护的能力。

我是这身体，我是这思想，我是这智性，我是这快乐，我是这房子，我是这车子，我是这钱币，我是这名声等等，所有这些都是我执的展现。我修行了，

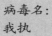
病毒名：
我执

贪瞋痴

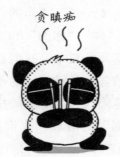

杀毒程序

经典

冥想

敬神

美德

破我执

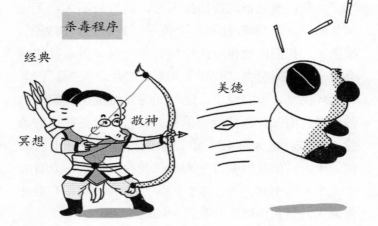

我可以放弃身体的享受，我可以放弃我的钱财、我的名声、我的权力。但这样就没有我执了吗？我执有自我保护的方法。我执会说："你放啊！你放下身体死路一条！你放下钱财死路一条！你放下名声死路一条！你放下权力死路一条！你放啊！你不敢吧！"果然你放下了一段时间后，你又回去了。当我执的源头展现在你是什么这一自我认同的身份主体上，但你又深恐失去自我认同的身份时，你就深深地陷入我执这一病毒的世界中了。

　　但并不我执的人同样有身体、有思想、有名声，他们和我执之人相比有什么不同呢？瑜伽说，我执是一种态度，关键词是"执"——执于我就是这身体，执于我就是这思想，执于我就是这名声，这时才会出现问题。就如病毒，你触发了病毒发作的条件，病毒就不可收拾了。不我执的人照样有身体、有思想，但他不执着于这身体、这思想以及"我"的拥有物。消除了我执，喜乐就随之而来，就会进入完全不同的状态——我们自性里喜乐的维度就自然而然地显现出来。就像后现代哲学说的他们"重新回到了生活世界"，他们以新的态度、新的自由、新的喜悦展现出来。

瑜伽三身与三种病

　　印度传统认为，人有三个身体：粗身（sthu-la sarira）、精身（suksma sarira）和因果身（karana sarira）。

　　粗身即粗身鞘，由粗糙的五大元素构成，包括皮肤、肉、血液、动静脉、脂肪、骨髓和骨头等。精身包含能量身（也称能量鞘）、心意身（心意鞘）和智性身（智性鞘），它由五个行动器官、五个知觉器官、五种气、心意和菩提构成。因果身也叫喜乐鞘，是由不可描述的、没有起始的无明和梵结合而成。它是粗身和精身的原因，但它对自己的本性不清楚，也不经历任何的变形。

　　相应地，人的身心健康问题也发生在这三个身体上，于是我们可以把人的疾病分为三种：粗身之病、精身之病和因果身之病。我们的粗身受伤或处于不正常运作状态，我们的粗身就有病了。另外，人的精身部分的能量不平衡则也会使得我们的粗身生病。

欲望、愤怒等等使得我们的精身（suksma sarira）生病。粗身和精身生病的总根源，则是我们的因果身（karana sarira）——无明（avidya，无知）使得我们的因果身生病。

先说说第一种粗身的病。根据印度阿育吠陀（Ayurveda）的原理，人的体内有三种能量，分别是瓦塔（vata）、皮塔（pitta）、卡法（kapha）。这三种能量的不平衡会导致身体的疾病，或者让身体处于亚健康状态。这疾病可以理解为（身体）生理上的疾病。

第二种是精身的病，它由愤怒、贪婪、嫉妒、控制欲、强迫、自虐、抑郁、压抑等引起。人的身心处于愤怒、贪婪、嫉妒等等状态中，本质上是不健康的。但达到某个程度，病相就会明显地显现出来，表现为抑郁、狂躁等等，这样的病多指向心理疾病。

第三种是因果身的病。因果身是粗身和精身的原因。粗身和精身的总病因在因果身。因为对自然、对宇宙，从根本上说对自我（Self，真我）的无知是所有痛苦和二元性的总根源。这种病比较厉害，也较难根治，因为病根隐藏较深，它比较狡猾，不易被我们发现。

这三种病之间也是有内在联系的，粗身之疾会影响精身之疾，精身之疾会影响粗身之疾。而粗身和精身之疾则来自因果身之疾。三种疾病都给我们带来不快、痛苦和麻烦。简单地说，粗身不快、精身不快和因果身不快导致我们生活失衡，引发我们各种各样病态的表现。在我们中国的中医理论中也可以找到类似的说法，即，阴阳、金木水火土的失衡导致了身体的疾病。按照瑜伽的五鞘（koshas）理论，心理的失衡首先表现为能量鞘（pranamaya kosha）的失衡。换一个说法就是普拉纳（prana），即气，出现了问题。气由三德构成，气有五种，概括为命根气、下行气、遍行气、上行气、平行气。其中，命根气最重要，决定了我们的生命和呼吸。不同的气掌管着身体的不同部分。心意鞘（manomaya kosha）的变化导致心意出问题，比如妄想、痴迷、患得患失、情迷意乱等等问题。智性鞘（vijnanamaya kosha）问题导致了认知偏差。智性鞘引发的问题往往非常严重，需要我们给予高度重视。而所有的疾病总根源当然是在因果身，在于我们的无知（无明，avidya）。消除无明，则把问题的症结给解决了。

这三种病的治疗，瑜伽提供了它独特的方式。哈

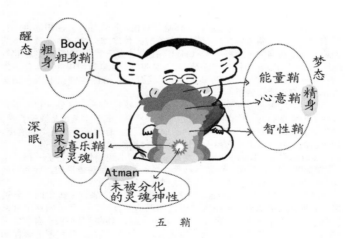

五　鞘

达瑜伽①和瑜伽理疗主要针对我们的粗身之病，胜王瑜伽②、行动瑜伽③和智慧瑜伽④等主要针对我们的精身之病和因果身之病。哈达瑜伽、行动瑜伽和智慧瑜伽等等结合在一道则提供了一种整体性方法，可以整体性地治愈身、心、灵的三种病。

①哈达瑜伽（Hatha yoga，又译哈他瑜伽，诃陀瑜伽，阴阳瑜伽，日月瑜伽）是与控制生命气（Prana）有关的一种瑜伽。这一瑜伽最重要的经典是《哈达瑜伽之光》。"哈（Ha）"代表"太阳""右脉""右鼻腔"；"达（Tha）"代表"月亮""左脉""左鼻腔"。在 20 世纪中叶后，这一瑜伽在全球范围开始流行。20 世纪 80 年代开始，哈达瑜伽在中国开始流行，并一直迅速发展至今。

②胜王瑜伽（Raja yoga，又译王瑜伽），也称为传统瑜伽。它的主要经典是帕坦加利的《瑜伽经》。它把瑜伽分八支，其哲学基础是数论哲学。另外，有新的研究表明，帕坦加利的瑜伽与胜王瑜伽属于不同类的瑜伽，因为新的研究把胜王瑜伽归入吠檀多的瑜伽道路。

③行动瑜伽（Karma yoga，又译业瑜伽，卡玛瑜伽），它是一种基于《薄伽梵歌》教导的瑜伽形式。《薄伽梵歌》谈到多种瑜伽形式，行动瑜伽是强调通过不执着的、无私的行动达到生命完美的灵性生活方式。

④智慧瑜伽（Jnana yoga，又译智瑜伽）是印度瑜伽系统中的一条道路，它强调的是知识，被视为"通过知识达到合一"。Jnana 的意思就是"知识"。这种瑜伽认为，通过修习与分辨真假相关的智慧而获得自我实现（解脱，觉悟）。其理论来源是《奥义书》《薄伽梵歌》、商羯罗的著作如《自我知识》和《分辨宝鬘》等。人们通过深入研究就可以知道，智慧瑜伽就是吠檀多的灵性道路。

知识的道路

世人普遍认为知识能给我们带来快乐，这里说的知识多指关于对外在现象或事物的认知，指的是自然科学和社会科学各个领域的知识。其特点是朝外，我们也称其为"为学"的知识。这类知识越学越多、越学越细。古希腊亚里士多德时代，知识分类已经非常发达。从西方发展史来看，这类知识不断累积、不断增多，已经形成了巨大的知识库。这个知识库可以用图书馆来象征，甚至有人把这个巨大的知识库象征为上帝。

世界是个巨大的知识库，我们生活在这个知识信息库里。当下，我们需要的任何知识几乎都可以通过网络搜索到，都能获得解答。对于个人来说，这个知识库几乎就是一位无限者。这是从为学的角度来理解的。这也可以总结为——"为学日益"。

　　但另一方面，从为道的角度说，如何使得这个库中的知识成为道的知识，也就是，如何获得瑜伽之道呢？老子说："为学日益，为道日损。"有人说，若为道日损，则干脆什么都不要去学了。这是极大的误解。"为学日益，为道日损"指的是，从事于学识，"知识"一天比一天增多；从事于"道"，"知识"一天比一天减少。通过学习为学的知识可以获得各种现象层面的快乐，而为道的快乐首先是朝内的快乐。从瑜伽修辞的角度看，后者就是内观、通过冥想等练习对自己的内心进行观察。这和为学的知识有关吗？当然。通过前面的知识，我们可以更好地对自己进行观照。有人说，我只需要一个好师父指导我冥想就可以了。这个好师父教导的不正是有关冥想的知识吗？我们今天说的为道就是得一，一就是道。得道就是获得自我知识，即一种根的知识，与"学识"，也就是一般讲的知识不同。

　　有人可能会问，为学的知识和为道的知识，这一上一下似乎是对立的，为学每日增加，为道每日减少，这两种知识冲突吗？可能很多人觉得它们是冲突的。但瑜伽的为学和为道不是对立的，这两者可以默契、可以结合，共同构成我们获得知识的快乐。前者是现象的知识，后者是根的知识，对于觉悟者它们是可以有机结合的。

喜乐三层面

喜欢瑜伽的人有不同的目的。有些为了健康，有些为了心灵成长，有些则以此为职业。但不论目的为何，瑜伽的确给我们带来了喜乐。

喜乐有三个层面。第一是最高层面的，称为Brahmānanda，即梵乐。第二个层面是来自知识、智慧的喜乐，是我们获得关于社会、自然、人生、宇宙等知识时的喜乐；第三个层面的喜乐是心意通过感官接触外在对象产生的喜乐。这三个层面的喜乐分别对应着我们的因果身、精身和粗身。

当我们觉知到我们的自性时，我们充满了喜乐。这喜乐不是物质对象的喜乐。当我们谈到梵乐时，从逻辑上讲，当我们觉知到梵乐时我们会把之前的一切都否定掉，并超越我们的粗身。这梵乐只能在因果身里显现或展示，它是最基础、最根本的喜乐——甚至它就是梵本身。对于大部分人来说，容易理解与外界对象接触获得喜乐。对于由知识带来的喜乐很多人也是容易理解的。但大部分人难以理解梵乐这一最根本的喜乐。梵无时无处不在，梵就是喜乐。梵存在于各种状态中，三摩地状态、深眠状态、狂喜状态等等。深度三摩地中，我们感觉到内在的喜乐，这是梵乐在因果身的折射的喜乐，是梵乐在三摩地状态的显现。我们每个人都可以进入三摩地，但我们常常不自知。我们的深眠状态就是某种形式的三摩地状态。但这种状态并非主动，这是被动的状态。狂喜的状态也可以让我们进入三摩地。最典型的莫不过于《薄伽梵往世书》中克里希那（Krishna）的女伴们常常进入的那种狂喜的状态。进入三摩地是"胜王瑜伽"特别关注的。深眠使得人人都能进入三摩地。特别的舞蹈、音乐及艺术创作也可以让人获得狂喜。本质上，最高的梵乐是非二元的，主体、客体、认识过程这三者都将消失，三者间的界限也会被打破。①

---

①三摩地（Samadhi）是瑜伽哲学中一个非常重要的概念。根据帕坦伽利《瑜伽经》以及后来瑜伽理论的发展，三摩地可以分为有想（有种）三摩地和无想（无种）三摩地。有想三摩地还可以分为有寻三摩地、无寻三摩地、有伺三摩地、无伺三摩地、喜乐三摩地和自存三摩地。从理论上说，人们至少可以对有想三摩地有所觉知和感受，是可以言说的。但对无想三摩地，因为那状态已经没有了主体和客体之间的对立，没有了认识者和认识对象，因而不存在言说问题。与其说不可说，不如说不存在言说问题。

若用喝茶来比喻三种层面的喜乐。

感官喜乐——茶味

在此层面，饮茶者
因为享受茶的形、
色、味而感到快乐。

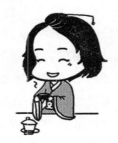

智性喜乐——茶艺

在此层面，饮茶者因知晓关
于茶的相关知识、技艺而感
到喜悦。

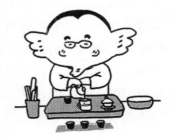

梵乐——茶道

在此境界，饮茶人、茶、
泡茶过程融为一体，摆脱
了二元束缚，感受到不可
言说的喜乐。

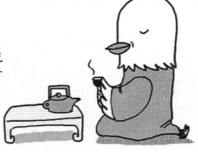

　　有位圣人叫拿拉达。这位圣人精通《吠陀经》，精通《往世书》。但他总觉得很悲伤。他问他的古鲁（老师）："我学习吠陀之前受到三种苦，身体本身的痛苦，环境带来的痛苦以及非自然力量带来的痛苦。学习经典后，我更加痛苦，因为我担心遗忘、害怕犯错、害怕失败、害怕欺骗，我更加悲伤，这个艰苦学习本身也非常痛苦。"他的古鲁给了他一个解决的出路，说若要跨越苦海，就必须觉知到梵乐。这个小故事告诉我们，无论何种身体与智慧的练习，其最终目的都是为了觉知梵乐获得自由或解脱。如果我们仅仅停留在瑜伽练习的形式，甚或仅仅把瑜伽这一形式本身作为目的，那么，无论我们付出多少辛苦，收获也是有限的、暂时的，甚至是虚妄的——所有依赖对象皆不能长久。

不二的喜乐

　　吠檀多哲学说非二元的喜乐是自我的喜乐、是道的喜乐。根据智慧瑜伽文献，这世界生于喜乐、存于喜乐、消融于喜乐。

　　喜乐的色，即现象或对象，是人获得快乐的来源。健康的身体、发达的感官系统、健全的心智、思考问题处理问题的能力都是喜乐的来源。包括吠檀多讲的我慢也是喜乐的来源。我们绝大部分人都依赖于身体、感官、心意所感觉的"我"来感知喜乐。喜乐来自于现象世界或者说色的世界，一个人感受力越强、越敏感，其喜乐感就越强烈。通过训练感官，我们能感知到更细微、更精密、更丰富的世界，就会拥有更多的喜乐感。在对世界的好奇中，我们的心智也让我们获得喜乐。通过心智，可以探索自然的万物与社会的方方面面。对智慧的追求让我们体会到喜乐。心意常常处于不稳定的状态，而喜乐是不断牵引心意的主要因素，逃避恐惧、危险、寻求喜乐、获得满足是心意所不断追寻的。心意的波动往往是因为没有获得满足，心意满足了，则它自然就会平息下来。我慢在现象世界不断追寻喜乐和满足。但现象世界带来的满足是短暂的、有限的，更重要的是它们是不确定的。人们常常担忧失去喜乐或喜乐无法持久，这样的担忧甚至恐惧让人们深感这世界不是得到就是失去的二元对立，并为此痛苦、悲伤和绝望。

智慧瑜伽则说"你不是这个身体，你不是这个昆达里尼能量，你也不是你拥有的各种感官系统"，你这个身体、能量、感官会变化、会衰弱，最终会失去。这和我们在现象世界感受到的"我就是这个身体"形成鲜明的对比。吠檀多哲学还进一步说，"你不是这个心意，你也不是这个理智"，你想得再多、思考得再复杂，那也只是你的心意在波动，是你的理智在摇摆，它们并不是你的本性或本质！我们并非粗身、精身和因果身，我们不是五鞘——这是吠檀多哲学说的。我们展示、感受到的一切（现象）被否定了，"未生我时我是谁？"这样的问题你能回答吗？大家可以思考一下。

《心经》说"空即是色，色即是空"，一定程度上与吠檀多哲学的主张颇有些相似：空是事物的本相，而色就是纷繁的事物现象，这两者之间就是本质和现象的关系。但是，空与色的本质是不二的，也就是说，空不是单独的存在，这空和色完全不能分开。据我理解，某种程度上，我们可以类似地说，空和梵对应，色和摩耶（及其幻象）对应。梵为何和摩耶完全不能分开呢？有个说法，梵"加"上摩耶就是宇宙一切。根据吠檀多哲学，"加"这样的字眼是我们人为的，宇宙本来就是这样，可见和不可见的宇宙都是梵的展示，宇宙不断展示、不断消失，永远没有穷尽，而其本质无法穷尽地感知、无法穷尽地言说（有一种说法是，无限的存在、智慧和喜乐也只是梵的折射）。我们说梵无限、全能，都是基于我们人的角度来说的。这部分内容比较哲学，大家需要深入学习和理解。但我们不要纠结于哲学，我们要回到当下，以便能够更好地生活在喜乐中，也就是我们最后要讲的要看清名色之间的关系。看清了它们之间的关系，明白了这关系的本质，就可以得到禅宗里说的"大潇洒、大解脱、大不执"的境界。这样的境界就是我们常说的不二境界。

这不二的喜乐如何成了我们现象界二元的快乐呢？从智慧瑜伽的角度说，梵有无限的可能，最奇妙的可能是通过摩耶展示、显现这世界，摩耶本身就是喜乐的。摩耶的显现大致有两部分：一部分是我们看

得见、摸得着的有形世界，这部分世界是三德不平衡
状态中的世界；另一部分则是没有显现的世界，这部
分世界是三德平衡状态中的世界。当执着于显现的对
象时，我们就会因为生灭变化或者得失变动而感到快
乐和痛苦。我们喜欢不喜欢、快乐不快乐、烦恼不烦
恼，一切都是发生在我们心意中的。心意层面的喜欢
与不喜欢与自性中的喜乐（即梵乐）不同。梵乐自然
发生，梵乐就是梵本身。而我们心意的波动是二元对
峙的结果，瑜伽就是要通过心意的调节来控制这种波
动。当然，你需要明白，在究竟的层面上，这二元对
峙的结果是虚妄不实的，最终你对心意的波动之控制
也是要彻底放下的。

　　瑜伽修持让我们认识到我们是什么以及不是什
么，从而走向非二元的回归之路。要从二元世界一层
层返回，就像《盗梦空间》讲述的故事一样，我们要
想从下一层的梦中返回，就必须先要返回到上一层的
梦中，一层一层地返回。但如果我们执着于任何一层
的梦的欢乐或美丽而停留在那一层中，我们就不会醒
来。返回的方法很多，智慧瑜伽用否定的方法让我们
得以返回。打个比方，一只桶里有脏水，我们可以将
脏水一勺勺舀出来，再注入干净的水；也可以直接注
入干净的水不断稀释脏水，直到水彻底干净。返回帮
助我们把三德中愚昧的比例减少，情欲的比例减少，

想要净化一桶污水，

可以将脏水一勺勺舀出再注入净水，

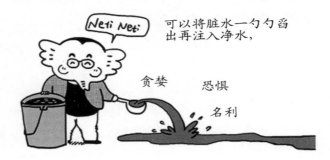

贪婪　　恐惧
　　名利

也可以直接注入净水去稀释脏水。

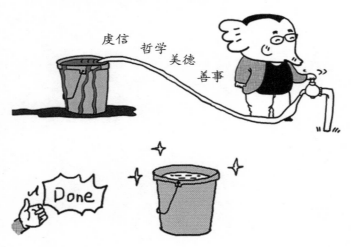

虔信　哲学
　　美德
　　善事

让善良的比例增大，直到最后我们可以摆脱三德的善良、激情、愚昧，这样才能回到真正非二元的喜乐。如此，你身处非二元的境界，你在现象中你又不在现象中；你在世上你又不在世上；你始终是观照的自我意识，你观照着一切。

梵 乐 至 上

在三种瑜伽喜乐中，梵乐是最高层面的快乐。《潘查达西》第十一章讨论了梵的喜乐：梵乐就是天人合一的喜乐，或者说神人合一的喜乐，或者说人认识到真我的喜乐。勉强用佛家的说法，梵乐就是"常乐我净"这一境界。明白了梵乐，就能够从众多的疾苦中摆脱出来，包括身心灵上的疾苦，获得真正的快乐。

梵的属性是存在、智慧和喜乐。[①] 但是，要说明白的是，"梵的属性是存在、智慧和喜乐"并不意味着梵包含着独立的或可以割裂开来的三个层面或极性。事实上，我们可以勉强地说梵是

---

①在吠檀多哲学中，有关梵的本质是存在、智慧和喜乐是有争议的。有的认为，存在、智慧和喜乐不是梵的属性，因为，梵本身不具有任何属性。如果说梵是存在、智慧和喜乐，那么这个只能说是有德之梵的属性。

三位一体的，其中的每一属性都蕴含着其他两个层面
的属性。这有点类似于西方基督教传统中的父、子、
灵三个维度。在基督教的三位一体中，父对应于存
在，子对应于智慧，灵对应于喜乐。基督教说"为灵
所充满"就是喜乐的。著名的哲学家、神学家、印度
学家、瑜伽大师雷蒙·潘尼卡（Raimon Panikkar）
说："任何东西、任何事物、任何存在方式都是三位
一体的。"我们的身体体现的是存在的维度，我们的
心智体现的是智慧的维度，我们的心灵体现的是灵性
的维度。喜乐的源头是身、心、灵所依托者，我们的
身体可以激发喜乐，使其得以产生、形成和展示。心
意通过身体经验喜乐。

如果达到了梵乐的境界，我们就会经验佛教《心
经》里讲的"无有恐怖"的境界。恐怖之感来源于对
失去对象的担忧，来源于我们和对象之间的差异或鸿
沟。如果在"真正的"自性中感到差异，我们就会对
差异所产生的得失有所挂怀或执着，从而产生恐怖。
智慧瑜伽告诉我们，我们与对象之间无有差别，之所
以觉知到差别是因为无明的扰动。当我们觉知我们自
己以及各对象的真性之时，我们心中的结自然解开，
疑惑顿然消失，恐怖又会在哪里呢？当我们明白万物
一体时，死亡和轮回在哪里呢？自然、坦然、自由、
喜悦地生活吧！因为你真正的自我不生不灭、不垢不

净、不减不增。

当然，梵乐至上，并不是意味着我们可以忽视第二、第三层面上的喜乐。为了更好地体味、经验喜乐，我们需要从身心灵三个维度做工作，将体位、呼吸、冥想与智慧瑜伽整合、联结。没有智慧，体位和呼吸不过是体育锻炼，冥想也不过是心理调节；没有体位、呼吸和冥想，智慧也难以显现。

传统的宗教过于关注心灵，而不够关心身体或者干脆忽视身体。传统的哲学（特别是西方哲学）过于关注头脑而忽视身体和心灵。很多习练哈达瑜伽的人，他们只关心身体而不够关心头脑和心灵。这是我们目前在很大范围内存在的偏颇。身心灵的健康和自由不是分离的，它们应该是融合的、是整体的。

中国儒家传统中也有身体的修习，包括打坐等行为，例如王阳明等。我们后人忽略了这些。今天佛教的净土宗和禅宗也都不太关注身体了。而达摩初来东土时带来了哈达瑜伽。少林寺的《易筋经》就可以被理解为是"哈达瑜伽经"。我们的藏密中也有很多哈达瑜伽的内容。

现当代的瑜伽将更加健全，更加健康，是一种更加具有普适性的实践文化的形态。这一实践形态，将身心灵结合起来、更加充分地展示出来。这一文化形态比哲学更健全，比体育更超然，比宗教更真实。正

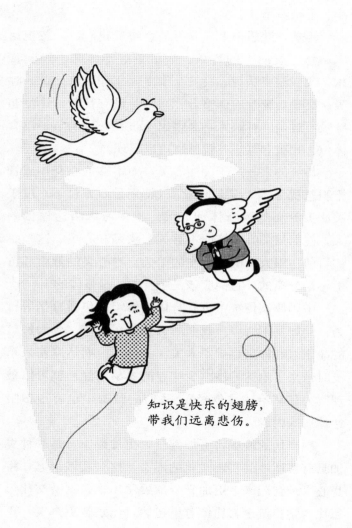

知识是快乐的翅膀，
带我们远离悲伤。

如一位瑜伽大师所说："瑜伽可以提供三方面的信息，有关我们身体的信息，有关我们心智的信息，有关我们心灵的信息。这三个信息不是分立的，而是一个整体的信息。"

第二部分

面纱、演员、离场与和平

面纱、叠置和无知

我们常常困惑我们无法看清世界、认清自我。这是因为我们被各种面纱所遮蔽。

面纱是什么？吠檀多哲学和智慧瑜伽中有个核心的专业概念说的就是面纱，即叠置（adhya-sa）。叠置是什么呢？用一个非常通俗的比喻来说，叠置就如同是在沙尘暴的天气中我们带上的那厚厚的面纱，为了防备沙子进入我们的眼里口中，我们把我们自己的面孔用面纱层层包裹了起来。尽管我们可以看见外面的世界、也可以呼吸，但是由于厚厚的面纱包裹着，我们无法看清这世界、无法自在地呼吸。

叠置的原因是摩耶。摩耶就如同沙尘暴，总是在我们的生命中掀起一阵阵的风暴，让我们看不清世界和自我的真相。在瑜伽里，摩耶是梵的能量的体现；在知识论里，摩耶就是无知。

　　无知是什么？对这个问题，我们需要特别留意。很多瑜伽习练者（包括很多瑜伽教练），他们会说，无知就是没有知识。可能进一步他们会说，无知就是没有关于"自我"或"我"，或"绝对真理"的知识，或者再深奥一点就是没有关于"梵"的知识。需要和大家讲清楚的是——无知不是没有"知识"，不是没有关于"自我"的知识，不是没有关于"我"的知识，不是没有关于"绝对真理"或"梵"的知识，而是我们拥有的这些"知识"不是看清了真相的知识。就如沙尘暴天气中，我们带着厚厚的面纱，我们"看见"了前方的某一辆车，我们说前面有一辆车，但是我们看不清是什么车，车的前面是不是还有车，如此等等。我们拥有这"车"的知识，但是这知识是否是车的真相需要考察。又如我们"看见"了一个海市蜃楼，但是我们把这海市蜃楼当作了真的城市，我们可以"数清楚"这城市中有几条河流、"看得见"河上有几朵浪花，以至于我们流连忘返于其中而不愿醒来。我们说，我就是我，我的身体就是我的本质，没有身体就没有我。而我们有着关于身体的完备知识。但身体是真的"你"么？身体是你的"真"么？我们需要考察我们拥有这样的"知识"。

　　摩耶的功能有两个，一是投射，一是隐藏。这就使得摩耶可以使不可能成为可能。摩耶的存在以乌帕蒂（Upadhi）的形式——就是面纱——展现出来，乌帕蒂是限制，这限制就如厚厚面纱对我们感知的阻碍，这种限制把一种状态变成另一种状态，或者这种阻碍把一种状态隐藏了起来。

从对象知识论的角度来看，叠置是世界多元化、差异化的力量。在《至上瑜伽》里，圣人瓦希斯塔告诉我们，梵本身扰动，显现为或展现为摩耶的一种运动，这一运动本身产生了投射和隐藏的力量。这有点类似于中国的太极哲学。太极本身是形而上的对象，而太极是运动的，因此才有了"太极生两仪，两仪生四象，四象生八卦"。

从摩耶的运作、世界的维系和摩耶的终结可以推知摩耶的存在。而摩耶的存在则以乌帕蒂的形式影响、改变、扭曲了我们的世界真相，因此我们看到的都是变形的对象。有人就会问了：既然梵本身是圆满的，为什么梵还要运动呢？换一种说法，既然梵是圆满的，为什么梵要产生摩耶呢？类似这样的问题，你们还会提出很多。但是，我必须如印度先哲一样诚实地告诉你说我不能回答。这是奥秘，这是梵最深的奥义。唯有当我们首先明白了梵，我们才不会有这样的疑问。

瑜伽里怎么理解叠置呢？那就是三德叠置。摩耶展示为三德，不同的三德比例之运动，使得世界不平衡，

鸡在蛋里思考……

我在哪里？
这眼睛有什么用？
这耳朵，这嘴巴，这毛发，有
什么意义？
我的父母是谁？
为什么我无法动弹

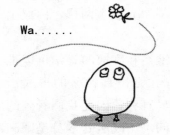

Wa……

自拍留念

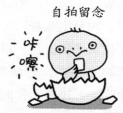

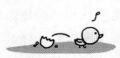

未孵出的小鸡，认为整个蛋壳就
是自己及自己的全部，直到有一
天啄开蛋壳，发现更为广阔的天
地。蛋壳就是幻象的叠置，解脱
就是啄开蛋壳。

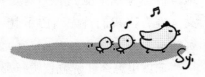

不平衡意味着差异，从植物、动物到人、一直到自在天，都是由三德叠置出来的——宇宙万象都是摩耶和梵相互叠置出来的。最高的叠置就是自在天也就是上帝。上帝本身是一种叠置。三德不混，和梵结合，即为自在天或上帝。上帝不受三德主宰，却能够驾驭三德。

从个体的角度看，叠置的方法很多，也就是乌帕蒂的运作方式有各种类型。在吠檀多里，乌帕蒂叠置的方式就有五类。譬如有一种类型说，空是无边无际的，但空被限制了，怎么被限制的呢？被限制在一个"罐子"里——我们说的空是罐子里的空，这空就变小了。再比如我们说，纯意识是无限的，但无限不二的意识被我们本身限制成了有限的意识。这就是一种叠置。再如，水在太阳的特定照射下形成了彩虹。这也是一种叠置。

面纱是遮蔽，把面纱拿掉就是消除遮蔽、重见光明的过程。西方哲学说，真理就是把遮蔽拿开；存在的敞开就是遮蔽的散去。修行本质上就是把一层又一层的面纱拿开、消除遮蔽、重新认清自身的过程。

用什么方法消除遮蔽呢？方法很多，每一种方法都能在一定程度上消除遮蔽，但智慧瑜伽是一种全面、系统、根本的方法。消除无明、消除无知就是移除叠置。不同的瑜伽方式可以消除不同层次的遮蔽和叠置。但从根本上消除无明需要大智慧。中国的黄老传统、印度吠檀多传统都可以，但具体的方法有差异。一个人如果能够在今生从根本上消除遮蔽，他就会达到老子说的"得一"、达到智慧瑜伽说的"梵我一如"的境界，他就成为一个觉悟的生命。

小我、真我、大我

很多人都在思考和追问什么是小我、真我、大我，它们之间的关系如何。这一问题最为核心的是真我与（宇宙）大我之间关系如何。

小我、真我、大我都是大众性的词汇。在瑜伽哲学里，对应小我的英文是 ego，梵文为 Jiva；真我对应的梵文是 Atman，也就是我们常说的"阿特曼"；大我的梵文为 Brahman，也就是我们常说的"梵"。我们今天谈的就是 Jiva、Atman 和 Brahman 之间的关系。为了便于理解，我们就用小我、真我、大我这样的通俗说法来解读。

首先，小我从何而来？

瑜伽哲学说，小我是摩耶和梵结合的产物，也即虚幻（摩耶）的能量和纯粹意识的结合。这样讲比较粗糙，我们可以更深入一点。小我就是个体化了的摩耶——无明和梵的结合。你可能会继续问，"那么，小我到哪里去了呢？小我在哪个位置呢？"小我在五鞘中的智性鞘里，小我通过智性鞘来表达自身。这是什么意思呢？这是说，个体的灵魂就是梵、就是纯粹意识，但他被智性鞘所限制，换一个说法，梵和智性（摩耶）的结合，梵就被称为小我（个体灵魂）。对此，吠檀多有三种基本的说法解释个体灵魂如何被智性鞘所限制。第一种是限制论，梵被摩耶限制在智性鞘中，而智性鞘的主要成分是三德之中的激情之德；第二种是折射论，小我的产生是因为摩耶折射了梵；第三种是梦身论，梵做梦，梦中出现了很多的小我。

小我是生命的内核，由于我慢的存在，小我以自己为核心构建了一个世界——小我的生命是第一原则，再扩展到孩子、妻子、父母、家人，再扩展到财产、名誉、地位等，于是便有了"我的"身体、"我的"妻子、"我的"孩子、"我的"房子、"我的"财产等等。小我被摩耶限制，是非自由体，他试图努力追求自由，并用诸多外在的形式强化自己，如通过获得更多的名利、权利进而获得更大的满足来展示自己的存在、表达自己存在的意义。但本质上这个我是被虚幻包裹着的我。小我眼睛向外、受二元控制，所以总是处于饥渴的状态；并且患得患失。

其次，真我就是阿特曼。

阿特曼无处不在，每个生物体都是阿特曼，阿特曼被称为至上的灵或超灵。这个阿特曼即真我是不变的、永恒的，他是存在、智慧、喜乐，他不增、不减、不净、不垢。他可在具体的个体中展现真性。吠檀多认为，阿特曼是真理的象征、智慧的象征、光明的象征，是内在的神，每一个个体都拥有且是相通的。

那么，真我与小我有何关系？

《蒙查羯奥义书》讲述了两只鸟的故事，一只鸟向外，一只鸟向内。向内的鸟喜乐，向外的鸟悲喜交加："两只鸟结伴为友，他们共同栖息在同一棵生命之树上。一只鸟品尝着毕钵果，另一只鸟只是观看。"这两只鸟就分别是小我与真我。

真我是超灵（Super soul），是人内核中真正的我。佛家说"发现真我回归本来风光"，风光何处？风光在真我处。如果消除了烦恼见到了自己的真我，他甚至可以对轮回和涅槃也失去了兴趣，因为他获得了觉悟。龙树菩萨说没有涅槃、没有轮回。这是因为他已处于真我中，也就是他失去了一切的限制。

大我与真我又有什么关系呢？

我本人一直在追问这个问题。经典上我还没有找到。印度哲学导师说这两者就是一。但既然是一，为什么有两个名字呢？其实，大我就是梵，是宇宙之为宇宙、世界之为世界的奥秘所在。一切都是梵的展现，是他通过摩耶的展现。但这样的展现，丝毫不会（反过来）影响梵。小我、真我、大我没有区别。大我和真我既是同一的，也是有区别的。但是，没有区别是从根本上说的。从相上说，因为摩耶的展示，它们有区别；从被限制的角度说，它们有区别：大我不被限制；真我是有限制的——被人这一个体所限制。

从瑜伽修行的角度看，要通过修正，使得小我摆脱各种乌帕蒂的限制，认识真我，人就看到了光明。小我消除了我慢，就会获得自我的存在感；觉知到真我，就会获得智慧而不再犯二元对峙的愚痴病；认识到真我，就会获得喜乐。真我始终都在，修行就是小我和真我合一的过程。尽管本质上并没有两个我，就像并没有两只鸟一样，一分为二只是为了便于我们的理解。

以上我们讲了小我、真我、大我。我们可以说，在觉知之下，小我就是真我，也是宇宙大我；而在非觉知之下，小我、真我、宇宙大我就是分别的。普通人生活在小我中，真我被一层层的面纱遮蔽。认识自我就是要揭开层层的面纱，使得小我与真我及大我重新融合一体。小我通过修炼，认识自己的真我，通过自我本性，我们喜乐地生活于世间。我们甚至可以此生就做一个觉悟的灵魂，我们可以达到存在、智慧、

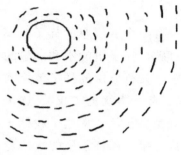

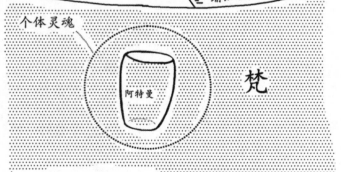

个体灵魂

阿特曼

梵

杯子和水一起就是个体灵魂，
杯子里的水是阿特曼，整个湖水就是梵。

喜乐之境，"永远地融入梵中"，并成为存在、智慧和喜乐。

我们用个比喻来说明，有一个五层厚的杯子，杯子里有水，杯子在湖里被打破，杯子里的水和湖里的水混为一体。在这个比喻中，具有五层的杯子就是人的身体，杯子和杯子的水合成一体就是"我"，这个我的核心就是个体灵魂，就是小我，通常这个我处于这个身体的第三层也就是智性鞘里；杯子里的水本身就是阿特曼，就是真我；湖水代表梵，就是大我；杯子打破，杯子的水和湖的水合一，就是个体灵魂等同于阿特曼，等同于梵。我们的个体灵魂的本性和阿特曼同一，和梵同一。

灵性是什么

　　我们常常说到灵性（spirituality）。灵性究竟是什么？有没有通行认可的定义呢？似乎没有。

　　我们每个人都从自己的立场来理解灵性。但一般来说，可以取得大致共识的是，灵性一般是指个体生命和生命源泉这两者之间的关联。这一源泉，用宗教的语言是指上帝、道、梵或者天等终极实在或终极者。从这个角度来理解，个体生命与终极对象之间的透明与融合，从佛教说就是我慢的消失，用人文主义语言说就是异化的消除。还有一种说法，即灵性就是个体生命、自我与终极奥秘、终极实在、终极神圣者之间的密切度和联结的深度。如此我们也可以说，我们可以从人格主义和非人格主义两个角度来解释灵性，即人格主义的灵性就是人和上帝之间的密切关系，非人格主义的灵性就是人文主义、道家、禅宗等理解的方式。

　　灵性的高低有没有判断的标准呢？这个问题很复杂。事实上，我们说的灵性的高低都是从人的角度理解的，而不从人的角度来谈论灵性又几乎没有意义。首先从社会现实来看，我们总是有一些人为的标准。结合不同思想家的讨论，我们可以提出灵性四标准：第一是道德标准，比如我们说一个人道德很高或者德性很高，那么他的灵性就很高。第二是智性标准，例如人们说苏格拉底很有灵性，因为苏格拉底看事物很厉害，看问题看得穿、看得明。只有对事物认识深刻，灵性才比较靠谱，"执迷不悟"的人灵性也会有问题。第三是自我觉知力标准。人的觉知力有限，但如果通过灵修，冥冥之中的"我"能够被把握，从哲学上讲，这个人就具备觉知力；从生存论上讲，他能够摆脱物质性东西的束缚，他就能摆脱担忧、摆脱对不明的恐惧。在非人格传统里，这是最基本的状态。第四是喜乐标准。

　　不同人、不同体系的理解不同，且每种理论都会有争论。比如关于道德的标准。道德是历史性的，以前被认为是不道德的，现在被认为是道德的。道德是发展的，道德既束缚人，道德也解放人；既提升人，也压抑人。所以有人说，不能把道德和灵性等同起来。

对于灵性的理解，我们往往集中于一点。但实际上，灵性的概念是个大家族，并不是单一的。有各种各样的灵性，有各层各面的灵性，有人格主义的灵性和非人格主义的灵性，有轴心时代前的灵性，有轴心时代的灵性，也有全球化时代的灵性等等。

灵性的发展是有阶段的。从时空角度看，灵性发展经历了这样几个阶段。第一是原始人的灵性，轴心时代之前的灵性。这一时代的灵性和今天说的灵性差别巨大；第二是轴心时代的灵性，就是公元前 8 世纪到公元前 2 世纪的灵性，人类世界大部分的灵性都从这一阶段起源、发展而来；第三是从哥白尼时代开始，科学技术发展使人类变成地球村，文化、文明的全面融合后，灵性也得到融合和发展。这阶段灵性得到发展，到了 20 世纪下半叶，我们称之为全球灵性、文化间灵性或信仰间灵性。1893 年，第一次世界宗教议会的成功召开就可以说暗示了这样的理念。1993 年，第二次世界宗教议会则正式提出了信仰间灵性或宗教间灵性，并出了一本书《宗教共同体》，宣告了全球化灵性时代的开启。

瑜伽对灵性的观点也有差异。数论派谈论灵性和吠檀多谈论灵性就不同。我们简单介绍下数论派的观点。根据数论派哲学，世界的万事万物都由三德构成，三德的比例决定了灵性高低。最高灵性则是彻底摆脱了三德的控制所到达的程度。但在后期的数论中，自在天成了瑜伽联结的对象。为什么？因为自在天完全不受三德控制却能控制三德，自在天对应着"上帝"。人和自在天的结合就是人走向灵性的标志。这是数论哲学的观点。

吠檀多哲学的核心是梵。大体上说，梵有三个层面——存在、智慧和喜乐。我在《瑜伽的力量》阐释了吠檀多哲学的灵性观点。我们一般说的瑜伽练习的三个方面——身、心、灵，它们各自对应的就是存在、智慧和喜乐。这也是我对于灵性的基本理解。

走向灵性的道路

　　了解了灵性的概念，很多人都会问一个共同的问题：我们如何走向灵性？走向灵性的道路有哪些？我们讲讲走上灵性之道的五种方式。

　　第一，瑜伽。

　　哈达瑜伽突出强调体式、呼吸法，行动瑜伽强调过不执着的生活，智慧瑜伽告诉我们要通过智性鞘的提升来获得自由和喜乐。虔信瑜伽我们讲的不多，站在吠檀多的立场上有"探索真知即是虔信"的说法，还有就是对至上人格之神的虔信。不同的瑜伽有着不同的追求灵性的方式。应该说这些道路并不相互排斥，一定程度上它们可以互补，帮助我们更好地追求灵性。

　　第二，冥想。

　　冥想也属于瑜伽，特别是胜王瑜伽，我们这里把冥想单独列出，是为了强调。我们可以把冥想分成存在、智慧、喜乐三个层次，即存在层、智慧层和喜乐层的冥想。也可以按照对象把冥想分成大众冥想、有德之梵（Saguna Brahman）① 的冥想和无德之梵（Nirguna Brahman）② 的冥想。这些分法并不是要固化大家的思维，而是告诉大家可以结合自身的实际情况，选择适合自己的某种冥想方式，甚至大家也可以创造性地找到适合自己的独特的冥想之路。

第三，沉默。

无论是西方还是中国或印度的传统，都有一种修行的方式——禁语，就是沉默，不说话。我曾在圣公会的一个神学院里待了几个月。有一天大家都不说话，人们彼此间也不打招呼，这就是禁语。实际上，禁语有一些具体的要求，比如，禁语这一天要非常用功地阅读经典，沉默时要对自己的过去、现在、未来进行沉思和反省。东方的禅院里也有一些禁语行动，比如这一天要打坐、阅读及反思等。从认识论上也可以讨论人们为什么沉默，因为不知而沉默，因为不屑于谈论而沉默，因为不合适谈论而沉默，因为境界层

---

①指有属性的梵，相当于大自在天或上帝。有德之梵是梵和整体的摩耶结合。有的理论说，摩耶遮蔽或覆盖绝对者梵的一部分就构成有德之梵。摩耶是不可能完全遮蔽或覆盖梵的。
②指没有属性的梵。这个梵超越时间、空间和因果，它不是做者，因为做者只可能发生在时空中。它是超越的，无行动的。但在《至上瑜伽》里，圣人瓦希斯塔说，梵是永恒扰动的，梵本身包含了一切的可能。

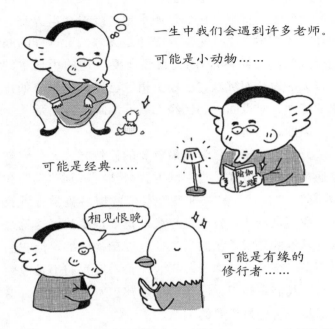

一生中我们会遇到许多老师。

可能是小动物……

可能是经典……

相见恨晚

可能是有缘的
修行者……

最幸运的是，遇到未知的自己——我们的阿特曼

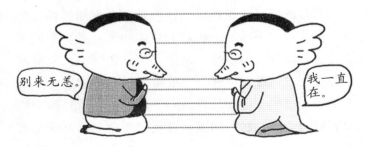

别来无恙。

我一直在。

次不同而沉默，因为他人提出的问题无关觉醒解脱没有必要回答而沉默（比如释迦牟尼曾经对"世界是有限还是无限的""时间是有限还是无限的"这样的问题以沉默作为回答），因为自己所要表达的用日常的语言无法表达而沉默，已经觉悟、已经到达了心如止水的境地、对世间一切已经无话可说而沉默，等等。

第四，分辨。

分辨是吠檀多哲学里最重要的修持方式。分辨就是通过理性的方式、哲学的方式分清、辨别"真"和"非真"、"自我"和"非我"等。吠檀多哲学告诉我们，我不是身体，我不是心意，我不是私我，这就是一种基本的分辨。我们是三德、五鞘构成的，但我们又不是三德、五鞘本身。我们经验，但我们不是经验本身。我们有知识，但我们不是知识本身，等等。这些都是分辨中最重要的主题。

第五，师友。

修行的道路往往孤单，且单靠个人走向灵性之路对多数人也是不够的。我们需要志同道合者，我们需要古鲁，即合格的导师。当然，要是碰到圣人就更好了。在过去，碰到耶稣、克里希那的概率非常小。而今天我们已经不可能见到他们了。但我们有好的因缘碰到好的老师、好的同道，对我们生命的提升非常有好处。从灵性之道来说，万事万物都是我们的古鲁和同道。经典是我们的古鲁。学习瑜伽，但不研读瑜伽经典典籍，这就好像放弃了身边的古鲁一样。当然，最好碰到生活中的古鲁。但不论古鲁还是经典，我们都要懂得辨别、懂得分辨。这点也非常重要。但最终的古鲁却是你自己，就是你自己的阿特曼，就是你的真我，这个大古鲁是无法替代的，其他的古鲁终究都是你外部的。

我们没有名字

　　无论长江还是黄河，一旦它们奔流到海，它们的名字就消失了。江河的水时刻流淌着。当我们说长江、黄河时，这些江河之名是由那一刻无数的水滴所构成的。当江河流入大海、当这些数不清的水滴汇入大海时，大海中也就不再有江河的名字了。我们的身上每时每刻进行着新陈代谢，一些细胞产生了，一些细胞消失了。每一个产生、消失的细胞并没有名字，但我们给予了由这些细胞组成的器官名字。最终的结果是，细胞全部死了，器官死了，属于某个生命体的器官之名字也消失了。

　　我们没有名字，长江、黄河本没有名字。名字是我们自己加给我们自己的。执于这些名字，我们就陷入了僵局。江河水时刻在蒸发、海水时刻在蒸发，水从江河流向大海，再从大海通向天

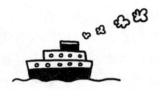

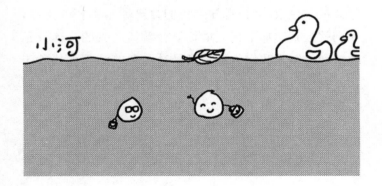

A: 嗨，旅人，你来自何方？

B: 哦，老乡，我来自大海。

小河

空，从天空再回到大地，从大地再回到江河……如此
循环往复，无休无止，生生不息。

　　但如今的我们常常肆意截取或者执着于这一过程
的某一片段，我们常常执着于生命过程的某一片段而
忘记生命的整体大循环。《奥义书》上说，月亮可以
分为十六份，其中一份不变，其余十五份在夜晚会增
减，因此才有月亮的圆缺。人也有十六份，其中十五
份是人的名色，第十六份是人的阿特曼。名色有增有
减、有亏有盈。我们就像水滴流经河流，但我们不是
河流。原本我们就是稳定的存在，就是那（梵），不
会因为经过这江那河而被限制、被改变。水始终在循
环，今天在这条江河中流过，明天可能在大海中翻
腾，后天也可能化为飘在天空中的云朵。生命流转，
怎会被名色束缚?! 觉知到我们自己原本不朽的生命，
我们就会到达那不朽之境，就会看清朽去的身体只是
叠置和幻影。我们是那，只是被名色遮蔽因而执着于
相。我们可以坦然超越名色。我们没有名字，我们自
在地生活在这世上。

我们都是演员

　　一个人就是一个世界，一个世界就是一个舞台。我们每一个人都带着我们自己的剧本。我们大家一起在这个世界的舞台上表演，不同的人在这个舞台上扮演着不同的角色，这些表演不断重复、纠结、交错、融合，也不断生生灭灭，我们的表演共同构成了一幕生活的宇宙剧。在这幕宇宙剧中，我们感受着、经验着各种各样的情感和意识，一波一波，永不平静。

　　这个剧本里有许多角色、许多演员。我们每个人在这宇宙剧中与其他演员共同构成了复杂的关系：人和人的关系、人和物的关系。剧本中的各角色成了我们关注的对象。老子说"静观万物"。那么，谁在静观？

　　在这个剧本中，各种关系都纠结在名、权、利、欲、色中，"天下熙熙，皆为利来，天下攘

攘，皆为利往。"热闹得很。在各色表演中，有人疲
劳，有人轻松，有人幸运，有人牛马不如，有人坏事
做尽却长命百岁，有人善良忠厚却英年早逝。

所有演员表演的能力、形式、场景、力度及结局，
是谁在主宰？演员们大都不知自己被三德牢牢控制，
不知自己是谁。基督教的奠基者之一圣保罗（St. Paul）
说："这件事不是我在做，而是我被罪控制而做。"在
他获得转变后，他说："如今活的已不是保罗，如今
活着的是基督。"从智慧瑜伽的观点看，演员应该要
明白他自己只是在表演，不能因为"入戏过深"而迷
失在戏中。我们是演员，但我们要跳出我们的角色而
成为目击者，用智慧瑜伽的说法就是我们要知道
"SOHAM（我就是那）"。这是智慧瑜伽带给我们的
启发。

第三只眼睛

　　面对突然的、异常的事件，人们往往会问出超出常规的问题。当无明、无知束缚着我们时，我们的"天"也就不会亮起来。觉悟，首先是思想上或义理上的觉悟，也就是认识到了宇宙和人的真相。其次，才是因着真相而带来的生活的根本转变。知识是帮助我们获得觉悟最重要的工具。如灯塔一般，知识带来光明。这知识的光消除了摩耶的黑夜。又如眼睛，知识之眼就是我们的第三只眼睛，这眼睛从我们的内在看清、看穿、看透宇宙和我们人自身的真相。

　　眼睛可分为不同的层面。简单说可以分为三层，第一是肉眼，它是我们身体的眼睛，通过这眼睛我们可以"看见"这"世界"；再深一层是知眼，它是理智的眼睛，是我们辨别、理论、推理、判断、综合等理智的知识眼；最深层的是灵眼或慧眼，是看清真相的智慧眼，是我们觉知自我的信仰之眼。三眼之中，慧眼是根本，让我们在看清世界的同时，也看清自我。

佛教有五眼，包括肉眼、天眼、慧眼、法眼和佛眼，分别对应人的不同觉知能力。肉眼是我们与生俱来的生理眼睛。天眼指的是有神通力的眼睛。现在通过科技手段，例如网络摄像头、无线网络、望远镜、显微镜观察世界，提升了我们认知世界的能力。这些都是天眼的展示。第三是慧眼，根据佛教的说法，慧眼就是对于事物空性的认识，认识到事物的空性就有了慧眼。法眼是认识到空性后又回到了事物本身。慧眼有点类似阿罗汉的境界，而法眼则是菩萨的境界。佛眼则是超越主客二分的，相当于佛性本身和法本身，有些类似于吠檀多哲学说的超越了主体和客体的觉知力。

肉眼让我们看见世界纷繁复杂的表象，知眼让我们看透世界这一表象，而灵眼则让我们看清这世界的表象。肉眼带给我们表象的欢愉，知眼带给我们理智的快乐，灵眼则直接把我们带进梵的喜乐中，并成为喜乐本身。

身	肉眼	信息
心	知识之眼	知识规律
灵	慧眼	觉悟

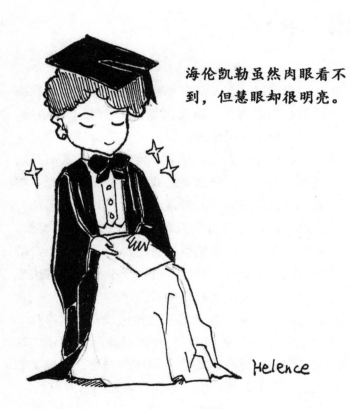

海伦凯勒虽然肉眼看不到，但慧眼却很明亮。

Helence

经验自我离场

我们每一个人都会经验自我的离场。自我离场就是喜乐离场。自我离场是一个沉重的话题，也是一个比较艰难的话题。

我们每个人都会死去，会以各种形式离开这世界。当我们慢慢衰老，我们的视觉、听觉、嗅觉、触觉等感官能力慢慢衰退时，我们的运动能力减弱时，或者当我们渐渐离开这世界的时候，我们内在的自我和精微的身体经验着这个粗身消退、钝化、无能的事实，因这个事实而痛苦或恐惧，无奈、绝望甚至反抗着这个事实。这是非常自然的。古希腊哲学家苏格拉底说："学习哲学就是学习死亡。"很多人可能不理解这句话。这句话就是告诉我们要学会如何面对死亡、接受死亡、学会如何死亡——一句话，经验自我离场。

我们都知道我们粗身的有限性、短暂性和不

确定性。随着时间的"流逝",粗身的器官老化了、感官衰退了、损坏了,身体的能量逐渐衰竭了,心意也无法保持在粗身的展现上了。《薄伽梵歌》说"粗身就如衣服",你的这件衣服渐渐旧了、破损了,到了不得不脱掉这件衣服的时候了——这是现象层面粗身的离场。

从瑜伽更高的角度看,自我离场意味着从有限到无限、从黑暗到光明的过程。对自我有着清醒认识的人,对于现象层面的粗身离场就不会感到恐惧。《薄伽梵歌》说:"圣人平等看待众生一切,因为他们看到的是自我的神性。""学习死亡"就是修炼,就是自我训练,就是对生命质量的自我提升。辨喜说:"让我们在很有限的时间内提升我们自己生命的质量。"学习的最高境界就是真正认识自我,就是超越生死二元轮回的境界——这是自我自主的离场。

我们总会产生悲、欢、离、合、忧、喜、愁等种种情感,感受各种痛苦和快乐的情绪,并努力试图摆脱痛苦获得快乐、摆脱抑郁获得解脱。是什么导致了我们的各种情感反应?我们的各种情绪是因为我们的五重身,对应的各种情绪来自不同层面的身体。粗身本身是没有痛苦感的,痛苦感来自感知系统。而真正感知痛苦的是精身,因痛苦而来的烦恼则是心意身。超越身心的限制,意味着我们摆脱了粗身的限制甚至

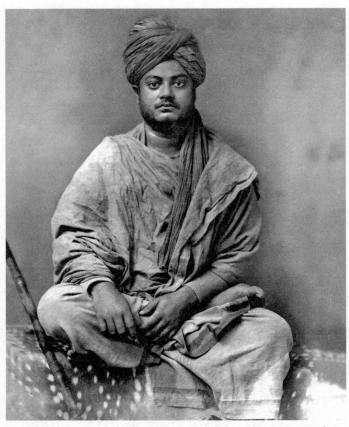

　　辨喜（Swami Vivekananda，1863—1902），印度近代哲学家、社会活动家、印度教改革家、智慧瑜伽士。1893年出席了在美国芝加哥召开的世界宗教议会，途中曾访问中国广州。会后，他到美国和欧洲各地旅行，宣讲印度吠檀多哲学，影响极大。他的主要著作有《胜王瑜伽》《行动瑜伽》等，国内有其《瑜伽之路》等著作面世。

精身对我们的控制。我们成了自主的生命体，我们拥有自我觉知力，我们能够真实坦然地面对我们的有限性、短暂性和不确定性，因为我们明白我们是目击者、是觉知本身。当我们观照粗身时，粗身成了我们超越身心限制的通道；当我们观照精身时，精身观照帮助我们形成了自我觉知力，使得我们明白自我离场的奥秘、获得生命的喜乐——这是自我自然的离场。

短 暂 永 恒

　　世俗的喜乐与梵的喜乐是一个非常具有挑战性的话题。对这一话题的讨论，可以帮助我们厘清诸如"世俗与神圣""宗教与生活""灵修与日常世界"等关系问题。

　　有人告诉我说，修为好的人就像站在河中——太阳在上面照耀，脚下河水流过，既可以经验温暖，又可以感觉清凉，就如同普通人一样经验着这世界的二元性。还有人告诉我说，修为好的人就像掌握了两门语言的人，他能够感受一种语言世界的快乐，他也能感受另一种语言世界的美妙，因而可以在两个不同的世界间穿梭。世俗的喜乐和梵的喜乐也如这般简单。

　　世俗的喜乐很简单，就是感官的快乐。大多数人会说，我们的快乐是物质的快乐、精神的快乐、关系的快乐，这些都是瑜伽里说的五鞘之乐，粗身鞘、能量鞘、心意鞘、智性鞘、喜乐鞘都可以获得快乐。这种快乐不仅仅是物质层面的，也是身心灵三个层面都能获得的快乐。当我们谈到世俗喜乐时，很多人认为仅仅是感官之乐，这是不够准确的。

梵的喜乐，也有人把它称为圣乐、神乐，它被认为是无限的、永久的、确定的、整体的。与梵的喜乐相比，世俗的喜乐则是有限的、短暂的、不确定的、碎片式的。

有一位伟大的哲学家、跨文化研究先驱、瑜伽士潘尼卡。他有很多著作，但大部分著作比较精深难懂。在他的著作中有一个比较重要的关键词——短暂永恒性。他认为，我们的快乐是当下的，这快乐并不是死后世界的永久快乐因而在当下一无是处。短暂对世俗，永恒对神圣。宇宙的一切都具有短暂永恒性。当我们的心意停留在物质或精神之有限性上的时候，我们经验到的是宇宙万物的短暂性。但我们当转变态度：永恒不正是由一个一个短暂相连而成吗？——这是站在时间这一横轴上说的。但是，永恒不是抽象的，永恒是具体的，这就好像电影中的蒙太奇，我们眼睛看到的动态画面是根据一张张静止的胶片形成的。而所谓的短暂、永恒，是我们的心意决定的。如果你觉得世界是短暂的，那么百年沧桑可以弹指一挥间。皮影戏的皮影表现出来的故事由一个一个皮影的暂时影像在幕布上投影构成，这一暂时性与这幕布构成的背景息息相关。经由短暂，我们感受到这一幕布背景的存在。本质上，短暂是永恒的幻象。当我们过于执着于名色因而仅仅感受短暂时，我们就会发出"逝者如斯夫"的感慨，生出"没有什么是长久的"悲伤。当我们过于弃绝名色、执着于永恒之时，就会导致"永恒"的虚无。借用《心经》中"空色不二"的思想，如果我们不能真的明白空色不二，那么我们就会处在短暂与永恒的分裂、分离中，而这种分裂、分离却是我们自己心意的后果。

潘尼卡的短暂永恒性提醒我们，在宇宙的面孔里一定有着短暂和永恒，并且这短暂和永恒并不分离。这宇宙一切的存在都是短暂永恒的，不仅仅是纯粹世俗的，也不仅仅是纯粹神圣的。宇宙就是梵，梵就是宇宙；世俗就是神圣，神圣就是世俗。我们当明白，世俗的喜乐和梵的喜乐不是对峙的，不是分离的，不是二的。

我们该如何经验短暂？三个字：不执着。经验短暂性需要我们的生命重生，需要将我们的生命从石墨转成金刚石、从玻璃球变成夜明珠。哲学家唐·库比特介绍了如何活在当下的生活。他以后现代的方式介绍了一种动态的冥想：你在船上，船在美丽的河上，船缓缓地向前开着，你看着天空、看着两岸往后的风

觉悟的人和不觉悟的人有何区别？

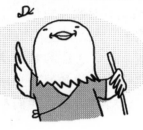 

金刚石和石墨有何区别？

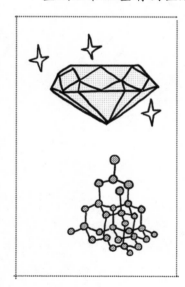 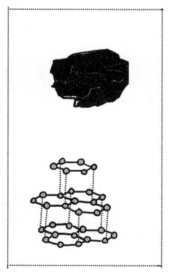

景，你经验着你自己心的平和和安宁⋯⋯这是一种独特的动态冥想训练，大家可以试试。还有一种方式也很有意思。我们常常听收音机，有时收音机信号不好就会出现"白噪音"。我们倾听、专注于这"白噪音"也可以进行冥想训练。但是，需要注意的是，就如《哈达瑜伽之光》序言中说"哈达瑜伽是通过身体的瑜伽而不是身体的瑜伽"，不论哪种方法，我们都不能执着于方法本身。

入 世 出 世

完全入世指一个人的身、心、灵完全执着于这个现象世界。这样完全入世的人，他的世界图像往往是唯物的，或者是自然主义的，可以是无神的或者享乐主义的。他的身心完全卷入此世，他完全拒绝接纳来世或者出世这样的观念。他只愿立足于这个可感、可知的现象世界。完全入世的人，他的当下就是全部。唯有当下感知到的一切——当下的人、当下的事、当下的物才对他产生意义，超越当下的都没有意义，他会以怀疑和否定的态度对待这些超越。他从不对未来抱期待，他不相信来世、拒绝来世观。他认为只有此世，生命所有的意义和价值都要由此世、此岸来决定。

完全入世的人对他人持有的来世观不会肯定，最大程度也只是包容。对于完全入世的人，这个世界是个享用的场所、奋斗的场所、赖以生存的场所。对这个世界他不抱期待却又抱有期待，不抱期待是因为他不相信经过这个世界会走进另一个世界，抱有期待是因为他从这个世界可以获得他所欲求的事物。完全入世的人也会练习瑜伽，但他们更乐意将瑜伽当成身体的运动，只希望通过瑜伽获得身体的健康和提升。

完全出世指不把这个世界当成期待的场所，他希望尽快离开这个世界到另一个他认为完美的场所去——很多西方人信仰的目的是为了进入天国，念阿弥陀佛的佛教徒是为了走进西方极乐世界，印度的很多信仰者离家出走、进入森林或深山，与世隔绝，目的就是要和这个世界隔离，通过某种修行方式到达与此世不再相关的完美世界，而这个完美的世界往往是神灵的世界或者涅槃的境界。人类的轴心时代（公元前8世纪到公元前2世纪）逐渐形成的轴心文明普遍有个现象，就是对此世的批判、怀疑以及对未来的盼望。佛陀讲述的第一个真谛是苦谛，耶稣（Jesus）这一名字的意思就是"把人从苦中带出……"。

完全出世意味着否定现在，肯定未来，现在的一切都应服务于未来，一切的感官、感性、感情的东西都应予以贬低、排斥。传统宗教对于女性的排斥或对感性的排斥是普遍的，就因为出世主义必须排除感性的东西和女性的东西。有人会说有的宗教未必如此，但我们说的是普遍意义上的，全球的主流宗教普遍存在这个问题。

完全出世对于那些修行者来说是必需的，为什么？因为对于他们，修行的终极目标就是为了达到完美的、与现实世界对立的世界。因此，他们毫无疑问地贬低现实世界、贬低"消费主义"。完全出世的人对自己的要求非常严格，要求自己的所有行为、思想都为走出这个不完美的世界服务，认为这世界充满了诱惑和罪恶，因此拒绝、排斥、否定、疏离这世界。

入世为主、出世为辅的观点很有诱惑力。就是说承认我们的生活本质上是出世的，但我们也不必放弃这世界美好的、可享用的一面。此时，出世成为一种点缀、一种装饰、一种心灵鸡汤，它让人们感觉人生有美好和逍遥的一面。入世为主就可以坦然地接受和享受这世界的一切，出世为辅就是说我们还应该练习瑜伽、学习佛法，我们也该做点善事。在当世我们可以调剂身心健康，但同时我们也为来世作准备。这是当下很多人喜欢做、也正在实践的一种理念。

出世为主、入世为辅的人也有一部分。这些人为未来作着准备，但他们认识到不能离开这世界，他们还需要这世界的种种，因此他们做了妥协。他们的入世是为了服务出世——如部分的出家人、修行者依赖

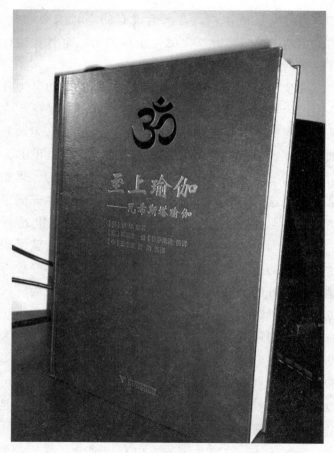

　　《至上瑜伽》也叫《瓦希斯塔瑜伽》，或《摩诃罗摩衍那》，作者是蚁垤，全书的核心是圣人瓦希斯塔和王子罗摩之间的对话，包含不动心篇、求道者行为篇、创造篇、生存篇、消解篇、解脱篇。

着别人的供养，供养他们的都是入世的人。

完全入世的和完全出世的是人之生存方式的两端，入世为主、出世为辅的人不少，出世为主、入世为辅的人很少。这四种类型的人都存在，不同时期比例不同，同一时期人数的多少也不同。

但还有一种，即超越入世出世。只是这样的人稀有得很。当你真正认识了自我，你将不再执着于入世出世，而进入"一切随缘，自在生活"的境界。你与入世出世不再纠缠瓜葛，你不再恐惧生死，不再恐惧来去。《心经》里讲的超越的境界大概就是这样的境界。真正的吠檀多主义者也能够做到超越入世出世的。圣人瓦希斯塔在《至上瑜伽》中的很多教导教的也是这样的超越境界。在那境界中，不再有入世和出世的分别，就如大乘佛教说的不再有轮回和涅槃的分别，就如基督教中说的"天国不是在这里和那里，就在你的心中。"

出世和入世是二元对峙的词，有了入才有出，所以出与入是对立的、二元分别的。当我们认识了自我的时候，二元的分别就被打破了。超越入世出世是智慧瑜伽要表达的重要信息。当我们认识了自我，我们就能从理性的高度自然而然明白为什么要超越入世出世，为什么可能超越入世出世、如何超越入世出世以及如何享用超越入世出世带来的自在生活。

回 到 日 常

　　我们都知道，业分为四种状态：善业、恶业、中性业和非业。非业就是没有业。《奥义书》说"之所以有善业和恶业，是因为我们有执着"。那执着是怎么来的呢？因为"我们有喜欢与不喜欢、赞同与不赞同，这样的观念导致了执着"。喜欢不喜欢的源头又是什么呢？因为"差异"。世界万象展现的差异最终来自我们心意中的差异。那心意中产生差异的原因又是什么呢？是因为"对梵我一如的无知"。我们执着于差异，不能认识梵我一如，不能认识与道相通，我们与母体分离，我们与道根裂开。我们受困于执着，心意产生差异，追逐七情六欲，经验悲欢离合，陷入二元对峙，产生善业和恶业，导致无穷的轮回。

　　那么，我们能不能在日常生活中认清差异、

去除执着、获得觉悟呢？

我们大多数人都生活在相中，感知在相中，认同于自己所着的相，认为自己就是相中的自己，自己就是这个身体、自己就是所感觉到的、所拥有的一切。这样的人就是处于轮回中的人。因为无法自我觉知，在生活里就跌宕、起伏于生、死、喜、悲、欲、乐带来的各种情感中。我们中有很多人学习哈达瑜伽。当我们在瑜伽馆等练习场所中练习瑜伽时，我们感到可贵的心意平静，获得巨大的喜悦。可是，当我们回到日常生活时，我们往往又会陷入心意波动的状态中，甚至我们比之前更加傲慢。体位等的练习并不一定使得我们在生活中更加智慧，并没有使我们从根本上解决问题。

佛教、禅宗也告诉我们要达到不执。《心经》告诉我们空色不二，物质的本体是空，空的现象就是物质，人的感受、思想、念头、行为都应该从空色不二的角度来理解。这主流的佛教突出空性，任何觉悟者、菩萨和佛都这么认为，并由此才可获得觉悟。这"空"没有物质的形式、现象，也没有感受的思想和意识的东西，也没有作为认识活动依据的眼、耳、鼻、舌、身等等功能，也没有对应感官所获得的色、声、香、味、触、法，也没有能看得见的眼根，没有意根，也没有认知所得的六种意识，没有无明、灭境的无明，没有老死，也没有灭境的老死。《心经》还认为佛教断言的最根本的"苦谛、集谛、灭谛、道谛"也不存在，没有所谓的般若智慧，没有所谓的证悟佛果，这一切不存在。佛家试图通过这样一种彻底的否定获得证悟，强调通过"不执、放下、舍得、弃绝"最终通过彻底的"空"而达到不二之境。但佛家的这一方法对普通人来说实在很难实践。《心经》明白空色不二，似乎重空性，但不够重视色性（现象）。这不是对错的问题。而现实的佛教——比如大乘佛教中的药师佛、观世音菩萨等，当前流行的人间佛教——都特关心解决世间问题，很多都是入世的问题。（有人认为《心经》里的观自在菩萨重解脱，体现智慧解脱面，而《法华经·普门品》里的观世音菩萨则重现世，体现现世慈悲面。这一理解值得重视。）

智慧瑜伽和佛教有些不同。智慧瑜伽对于梵性有了充分觉知后，并没有停留在梵性中，而是重新返回现象（色）的世界。徐梵澄先生翻译的《大林间奥义书》第二卷第四章第五节里有段非常精彩的话：

"唯然，非为爱夫而夫可亲，为爱性灵而夫可亲！

唯然，非为爱妻而妻可亲，为爱性灵而妻可亲！

唯然，非为爱子而子可亲，为爱性灵而子可亲！

唯然，非为爱财富而财富可亲，为爱性灵而财富可亲！

唯然，非为爱众生而众生可亲，为爱性灵而众生可亲！

唯然，非为爱万物而万物可亲，为爱性灵而万物可亲！"

这段精彩的话意思很清楚，丈夫、妻子、孩子以及万事万物之所以可亲可爱，是因为性灵，即他们的本真——梵的缘故。这不是对现实世界的悲观情结，而是对现世、对生命、对万事万物的充分肯定——尽管这种肯定和我们一般人理解的不同，这是觉悟之后的肯定。禅宗里有段著名的话：第一，山是山，水是水。这是现象的世界。第二，山不是山，水不是水。这是否定的过程或者空性的过程。第三，山还是山，水还是水。这才是觉悟后的境界。这和我们刚才说的《大林间奥义书》的思想基本一致。

我们要回到日常的生活世界，我们要充分肯定这世界的美好、丰富和短暂，我们要对这个世界说 yes，yes to this life，yes to this world（对生活说是，对世界说是），充分地接受这世界的一切。这个接受不是木讷的、无知的、冷漠的，而是充满热情的——是因为我们爱上这世界的性灵而对这个世界大声地说是！尽管这世界是不确定的，但我们坦然地真诚地接受这世界的短暂、有限和不确定，因为我们有更高的觉知，那是性灵的觉知。回到这世界，我们既欣赏这世

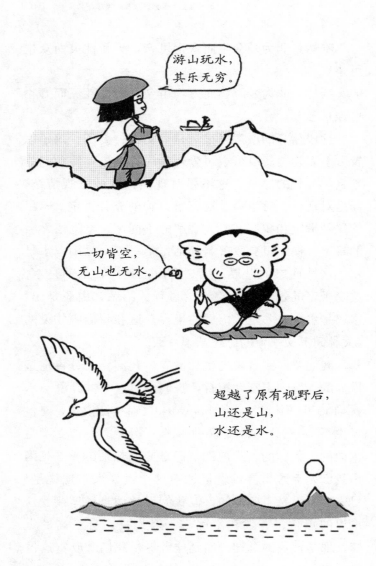

界，我们也创造这世界；我们既遮蔽这世界，也彰显这世界；唯独不是逃避、逃离这世界！我们仅仅只是"在此"，只是在世上"看"。

智慧瑜伽就是这样是当下的、现实的。我们需要的仅仅只是真正的觉知。回到日常，回到存在、智慧、喜乐中。

和 平 颂

《和平颂》是瑜伽中最著名的一段颂诗（初见《大林间奥义书》第五章，亦见于《伊莎奥义书》和《白净识者奥义书》的祷词）。《奥义书》被认为是经典的头，AUM（OM）则被认为是拯救性的曼陀罗。《和平颂》全诗如下：

OM，彼为圆满，此为圆满，此圆满投射于彼圆满，此圆满融入彼圆满，所留下的皆圆满，OM，和平，和平，和平。

我们首先解释 OM。OM 是印度文明和文化的代表性符号，它被认为是拯救性的曼陀罗，也是宇宙的原始音。由三个音构成：A、U 和 M。其中，A 代表创造，U 代表维系，M 代表毁灭。印度文化中，OM 也是上帝和神的象征，可以作为曼陀罗来唱诵，可以用来做调息和冥想。AUM 代表着整体的一切，用意识的角度看包括

醒态、梦态、深眠态和最终的状态（第四态），AUM
就是创造本身，就是维系本身，就是毁灭本身，就是
一切，就是上帝，就是梵，就是中国人说的道。

"彼"是什么呢？彼就是梵，就是道，就是终极
实在、终极奥秘，终极奥秘本身就是圆满，不增、不
减、不净、不垢，宇宙的一切都来自于这终极奥秘、
这梵，所有的一切都是梵的展现。

"此是圆满的"，"此"是什么？"此"指的是现象
世界，也就是我们感觉到、存在其中的现象世界。这
让我们感到非常难以理解，我们的现象世界怎么可能
是圆满的呢？人类的很多文化都认为这世界不圆满、
不理想、有罪，但这《和平颂》认为此是圆满的，这
是一种解释。还有一种解释认为，"此"是金胎，因
为"彼"不能主动展示自己而需要一个中介，这个中
介就是金胎，也就是自在天，这个"此"是圆满的。
（这个可见的现象世界之整体为醒态的宇宙，金胎为
梦态的宇宙，自在天为深眠态的宇宙。这样，我们就
可以有一个整合的理解了。）

圆满的现象世界从何而起？《和平颂》认为，它
是从梵的圆满投射而来。就像人站在镜前，看到镜中
的影像——镜子就像梵，镜子不会因为镜中的影像而
变化，也不会因为镜中影像变化而变化，镜子本身不
增不减、不变不异。此圆满融入彼圆满——现象世界

消融于梵中，因为现象世界没有本质而仅仅是个相，或者现象世界的本质就是梵。现象世界融于梵就只有梵了，即"所留下的皆圆满"，留下的是什么？融入了留下的只有梵，而梵是圆满。这首颂诗描绘了由梵到现象世界，再由现象世界融入梵，梵与现象世界合二为一。

颂诗中的三个"和平（shanti）"，有人解释说这三个和平对应这三个界。我们可以打开心胸把它理解为"和平归于人类，和平归于众生界，和平归于整个宇宙"。这是我们人类宇宙性的信心。

梵是圆满，我们感受的现象世界也是圆满，此圆满从彼圆满投射而来。我们肯定这世界的存在，肯定存在于这世界的生命，全然接受这世界而不是悲观和否定这世界。我们坦然接受生老病死，坦然接受这世界的阴晴圆缺。接受这世界和生活的一切，才是对待这世界圆满的圆满态度。这世界的二元对峙是因为我们心意内的二元对峙。当我们以圆满的态度对待这世界时，你就会发现这世界圆满。

《心经》说"空即是色，色即是空"，对于"色即是空"《心经》说得比较清楚——通过对色的不断否定而获得觉悟。但"空即是色"这返回的过程《心经》没有多少涉及。《圆觉经》等经典里谈到了这个重要的问题。在《维摩诘经》中，我们也可看到这返回的态度（有人对我说，唯有用吠檀多不二论的思想才能理解《维摩诘经》）。《和平颂》仅仅用了几句话就将上升的路、否定的路和下降的路（展现的路）说了个清楚明白。从此圆满到彼圆满的过程，是从现象界走向梵我一如的过程，这是上升的路。从梵向现象界的投射过程，就是下降的路。古希腊哲学家赫拉克利特说的"上升的路就是下降的路"本质上表达的可能也是这个意思。明白了这一点，我们很多不必要的问题也就迎刃而解了。

《圆觉经》有一个思想叫"妙有"——所有的生命都是圆满的，人人都当成佛，只是为妄念无明所遮蔽，因此处于六道轮回中。如果我们觉知了自己的本心，觉知了这心本就是佛，我们也就没有必要到其他地方寻找佛了。这一"妙有"的思想对华严宗、天台宗、禅宗都产生了重大影响。《圆觉经》云："一切菩萨及末世众生，应当远离一切幻化虚妄境界。由坚执持远离心故，心如幻者，亦复远离。远离为幻，亦复远离。离远离幻，亦复远离。得无所离，即除诸幻。譬如钻火，两木相因，火出木尽，灰飞烟灭。以幻修幻，亦复如是。诸幻虽尽，不入断灭。善男子，知幻即离，不作方便。离幻即觉，亦无渐次。一切菩萨及末世众生，依此修行，如是乃能永离诸幻。"这段经文的意思就是，我们这个世界本身就是圆觉，因为我们有幻影，因此陷入轮回，二元就对立起来，一旦我们远离了幻就是圆觉。

《和平颂》给我们的生活带来什么启发呢？

第一，我们这个世界本身就是圆满，我们根本无须担心忧虑我们的归属，我们已在归属地，我们不用寻找我们的家园，因为我们已经在家园。吠陀经里有一个故事，从前，有十个傻瓜过河。为了防止少了人，这十个人每人都数人数，结果每个人数到的都只是九个人。于是，这十个傻瓜号啕大哭，说我们的队伍少了一个人。过河的樵夫看到了，樵夫数了数，十个人一个不少啊。于是，告诉他们漏数了自己。于是，大家转悲为喜了。是什么导致了这十个傻瓜痛苦？因为他们置身幻中，他们没有发现自己。处在现代社会的我们，不也是如此吗？我们很多人以私我为中心，结果却发现没有属于自己的真相，把我们自己排除在了世界之外。

第二，此圆满和彼圆满本身就是一体，梵我本身就是一如，这种我与梵的分离不是质的分离。我们自身不是不变的质点，我们仅仅是投影，是可以不断自我超越的，这个自我超越就是《奥义书》说的"Neti，Neti"（"我不是这个，我不是这个"）。这样不断的否定破除了我执，超越了这个投射，明白了我就是梵、就是圆满、就是圆觉，就从此圆满融于彼圆满中。

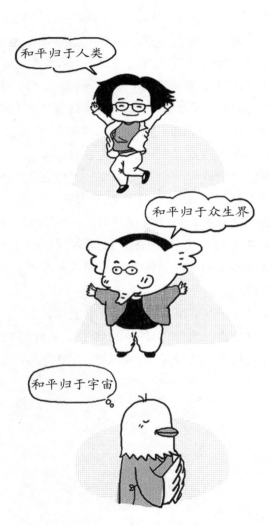

第三，我们融入圆满，留下的依然是圆满。这一点相当重要。在修行的途中，有人很恐惧，说当我们融入梵时，我们的自我就消失了，"我"就不再存在了。其实，不是我消失了，而是我就在那，本就在那，融入只是归回本位而已。当我们认同于梵时，瑜伽冥想、调息、念诵"OM"和"SOHAM"这样的方式就是融入的方式、是自我觉知的方式。

古代希腊哲学家巴门尼德说："存在者存在，不存在者不存在。"这句话比较难于理解。其核心之意，用印度《奥义书》哲学解释就是，"梵就是一切，其他的都是梵的展现"，因此并没有真正的"不存在"。巴门尼德的这句话可以作为我们对《和平颂》讲解的一个总结。

最后，《和平颂》把入世和出世也说清了，且超越了入世出世。和平是心中的和平，是世界的和平，是宇宙的和平。这就是《和平颂》所隐含的奥义。

第三部分

有为、不为、无为与三摩地

瑜伽三宝

　　我们说到瑜伽三宝，通常大家都会想到体位、呼吸和冥想。这里我们讲的瑜伽三宝是智慧瑜伽的三宝，即反复聆听、反复思考和反复冥想。

　　古时候大多数人都没有条件读书，也很少能听到老师讲课。例如，中世纪的西方人大多没有资格读书，《圣经》是听的而不是读的。古代印度传统中的瑜伽练习者也不读书（早期也没有书），他们跟着老师练习、听老师讲课。随着时代的发展，今天的我们有了更多的机会阅读学习。因此，"反复聆听"可以扩展为"反复阅读聆听"。

　　《圣经》说："信道来自闻道。"佛法传统也有"人身难得，佛法难闻，导师难遇"的说法。也就是说，如果我们能够反复听到觉悟者传授、

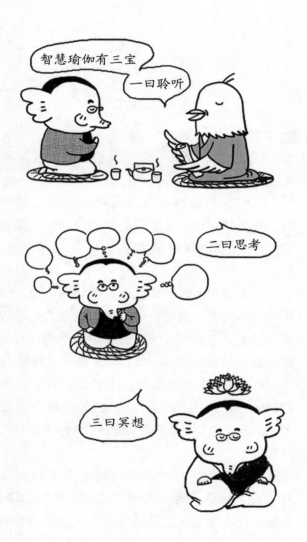

讲述"道"，我们非常幸运，将使我们的生命得以纯洁和净化，而完全靠自己则很难做到。这句话我们可以稍微改一下，"人身难得，真理难闻，老师难遇"。"人身难得"指我们身体的宝贵，"真理难闻"这里的真理主要指所有包含灵性的真理，它们一般蕴藏在宗教、哲学中。只要能够获得真理都是很难得的。过去是听到都很难，今天则是需要用心去阅读，能够真正将灵性的东西读进心中也很不容易。现在已经进入全球化、网络化时代，有人用"地球脑"来形容我们的世界，人类的各种知识可以打通了，我们既可以谈基督教，也可以谈佛教和印度教等等。

我们需要反复聆听和阅读。对于学习瑜伽者，《瑜伽经》《哈达瑜伽之光》《至上瑜伽》《湿婆本集》《奥义书》《薄伽梵歌》等经典书籍，都需要反复阅读理解。

在孔子看来，学习而不思考是不行的。学习瑜伽，学习而不思考也是不行的。那么思考什么呢？我们要思考我们学到的知识。不论什么类型的瑜伽，也不论我们学到的是体位还是精神知识，都需要进行思考。首先要对知识进行归类和梳理，梳理知识结构，梳理逻辑关系，形成知识体系，将我们对知识的理解加以系统化；其次要能够找出重点。思考的核心要懂得梳理，而其目的就是要发现内核的东西。发现知识里一些不符合经验的问题点，要搞清楚为什么以及可

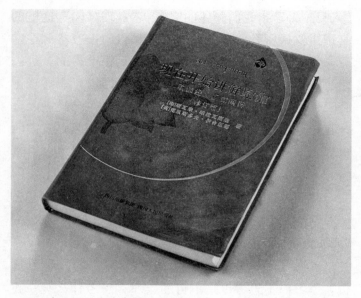

　　《瑜伽经》是最基本的瑜伽经典之一，编者是帕坦伽利。学术界认为它成书于公元前 3 世纪到公元 3 世纪之间。国内有多个中文译本，《现在开始讲解瑜伽》是从吠檀多立场翻译和注释《瑜伽经》的重要著作之一。全书包含瑜伽及其目标、瑜伽及其修行、瑜伽力量、解脱四部分内容。

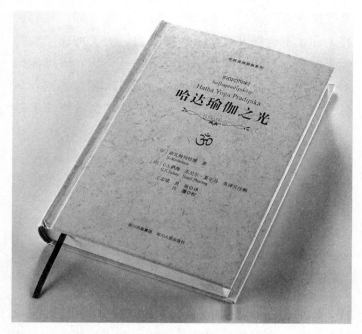

　　《哈达瑜伽之光》作者是斯瓦特玛拉摩（Svatmarama），作为哈达瑜伽最重要的经典著作，系 14 世纪到 16 世纪之间的作品。全书包含体位法、调息法、身印和三摩地四个部分内容。有的版本还包含瑜伽理疗的内容。

能存在的影响。我们并不是 100％全然接受。我们需要以批判的眼光进行梳理、整合及吸收，形成自己的知识系统，使自己的知识结构越来越完整，合理性和系统性越来越强，这样就能有效地武装我们。只有这样，你才不会今天被这个大师吸引、明天被那个大师吸引而稳定不住，因为知识就是那些知识，很可能两个大师说的都是 ABC，只是表达方式和顺序不同，只有当你有足够的知识思考能力时，你才会发现原来他们都在说 ABC，而你自己有一天也将不再满足于ABC。你需要拥有强大的经验、检验、批判、组织、梳理、打通知识的能力，这些能力以及能力带来的知识的力量则会在思考中不断增强。

冥想有不同层面的冥想。第一步是对知识的沉思，对知识进行沉淀性的思考，对知识进行定位，将知识放在更广的域里。这部分和反思很接近。第二步回到自己的身心实践中进行观想。很多冥想、观想方法，比如高层次的 OM 和 SOHAM 冥想，稍微层次低些的昆达里尼能量的光子冥想、种子冥想，还有更基础层次的对于物体的冥想，如烛光冥想。概括地说，冥想分为三大类，对存在对象的冥想、对智慧对象的冥想和对喜乐对象的冥想。这部分可以详细看后面冥想的专门章节，其中对 OM 和 SOHAM 的冥想是最根本的。

瑜伽优势

一般而言，体育锻炼不关心人的心灵；哲学不够关心人的身体；宗教对身体的关注也不够、对人的心智反思也关心不够，有时甚至需要盲从或盲信。瑜伽却把身体、心智、心灵的健康整合在一起，因此瑜伽是一种整合，可能比宗教更实在，比传统哲学更加落实，比体育更加有内涵。对心灵的关心让我们的生命和灵魂有所归属，对心智的关心让我们达到明智和圆通的境界，对身体的关心使我们拥有健康的身体，并成为心灵和心智健康的基础。这三个方面有机结合，不能分开。这就是瑜伽优势，或者说是瑜伽的力量。

"瑜伽是一种灵性，而不是一种宗教。作为灵性，它影响了印度所有的灵性和宗教发展。"这是文化历史学家托马斯·贝里（Tomas Berry）说的。瑜伽确实对佛教、耆那教、印度教等都产生了巨大的影响。但我们不能仅仅把瑜伽理解为佛教中的瑜伽或者印度教中的瑜伽。瑜伽既影响了这些宗教，又独立于这些宗教。我们不能把宗教中的瑜伽理解为这就是瑜伽的全部。

瑜伽具有一种独特的生活态度，是一种实践生活的独特方式。它不同于宗教、不同于哲学，也不同于体育。瑜伽要求整体的健康，包括身体、心智和灵性的整体健康。只关注身体，瑜伽就成了体育。瑜伽是一种灵性，可以被任何宗教所接纳、所包容。这是我们作为瑜伽领域的人应该清楚的。清楚了这点，瑜伽人在与其他领域的人士交往时，心中就有了底牌。

瑜伽不是宗教。有些佛教徒认为，瑜伽只是佛教的一部分。但熟悉历史的人就会知道，瑜伽远远早于佛教的诞生，把瑜伽归于宗教内的做法并不准确。瑜伽作为灵性可以为各宗教所接纳和包容，并作为其核心内容。但宗教往往建立了权威化的体系，这体系容易限制人的灵性发展。而瑜伽没有这样的权威体系，主张通过整合，使人获得身心灵三个方面的整体进化。

西方学科的研究方法细化了学科的分类。细化对学科的深入发展有好处，但也有问题，过分的细化往往使得整体性变差或者使研究变质。瑜伽被引进西方后也遇到了这个问题。西方将瑜伽的身体锻炼这一层面继承下来，不断深入研究，把瑜伽发展为了以哈达瑜伽为主的一种身体锻炼方式，并不断细化，细化到每一个动作、每一根神经、每一根骨头、每一块肌肉，变成了一种系统化的健身体系。瑜伽从印度走进西方，并由西方传遍世界后，某种程度上，这种转自西方扩散开来的瑜伽已经远离了瑜伽的本源。

瑜伽的优势是整合的优势。瑜伽既是理论的，同时也更是实践的。就像围棋和太极，不仅是体育层面，而是身、心、灵整体性的。我们不是要否定体育、哲学、宗教的价值，毫无疑问，它们各有所能。但作为瑜伽人，我们要清楚自己的目的和目标，我们不是某种宗教的传播者，也不是单纯的体育老师，我们应该是身心灵整合者。

瑜 伽 修 养

　　传统瑜伽给我们提供了很多关于心智的信息，从《奥义书》到《薄伽梵歌》《瑜伽经》《湿婆本集》《至上瑜伽》等等经典。在近现代，我们看到很多大瑜伽士，如罗摩克里希那、辨喜等，他们对整体瑜伽的贡献。当我们谈论瑜伽思想文化和生活方式时，我们还要谈到瑜伽性灵的部分。这个灵究竟是什么？可以明确地说，在印度传统中，这个灵就是真我，就是阿特曼。在智慧瑜伽里，这真我的表达就是阿特曼，就是 I am you 的 you，就是 I am that 的 that。我们对这个灵的关爱和追求，用佛家和禅宗的说法就是明心见性，用道家的说法就是"得一"，用儒家说法就是天人合一，用西方的说法就是见到了神。

　　在修习瑜伽时，我们不仅关注身体的健康，还要同时关注心智的健全、心灵的完善、不扭曲，

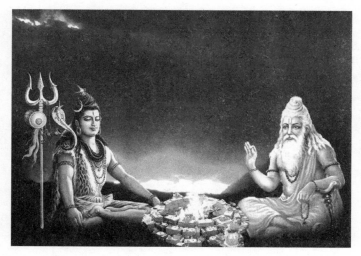

　　瓦希斯塔（Vasistha）（右），也叫极裕仙人，据说是古代印度神话中七大仙人之一，是十生主中的一位，是大梵天之子，梵仙的首领，太阳王族的家庭祭司。《至上瑜伽》也叫《瓦希斯塔瑜伽》，或《摩诃罗摩衍那》，该书的核心就是王子罗摩和瓦希斯塔之间的谈话。湿婆（Shiva）（左）是瑜伽之主，他和梵天、毗湿奴构成印度三大主神。

用王阳明的说法就是要发现良知。体位法和呼吸法往往被认为是针对身体的练习。事实上哈达瑜伽已发展出相当丰富的、精微的体位法和呼吸法系统。但是，仅仅体位法和呼吸法对于瑜伽显然是不够的。阅读《哈达瑜伽之光》我们就能发现，哈达瑜伽有着身体外的更高目标，而并非为体位而体位。身体是一个通道、一种媒介和一个平台，身体的练习服务于实现更高的目标。体位、呼吸能够帮助我们把粗身和精身联结起来，冥想让我们把精身和因果身联结起来，粗身、精身、因果身可以联结起来。这是每一位瑜伽老师应有的瑜伽修养。

瑜 伽 正 见

《湿婆本集》里有一段话非常值得从事哈达瑜伽习练的人思考："没有哈达瑜伽，胜王瑜伽就不能成功；没有胜王瑜伽，哈达瑜伽也不能成功。瑜伽士应该努力练习这两者。"瑜伽习练者既要关心哈达瑜伽，也要关心心智——智慧瑜伽。哈达瑜伽和智慧瑜伽需要结合在一起，它们是身心灵的一对翅膀。

要练习好哈达瑜伽，意味着也要学好智慧瑜伽。智慧瑜伽和哈达瑜伽紧密相关。如果只注重体位法，瑜伽就会走向体育化和竞技化，瑜伽就降格为一种体育运动。类似地，如果我们只重智慧瑜伽的智，这种瑜伽就会哲学化，意味着瑜伽只剩下抽象的理论和教条，远离了实践，也意味着很多人将无法走进瑜伽。

换一个说法，哈达瑜伽就如功法，而智慧瑜

哈达瑜伽+智慧瑜伽

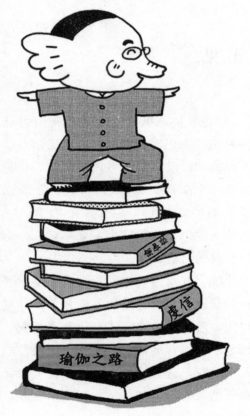

伽就如心法。当然，哈达瑜伽里也包含智慧的内容，智慧瑜伽也包含调息、冥想等内容。这个功法和心法的说法不是绝对的，而是说其各自的侧重。功法与心法的结合就形成了整体化的瑜伽。这种整体化的瑜伽能同时面对身心灵，在练习中获取更多正知、正念，不被各种各样的说法、观念的一面之词所左右而偏离：西方带来的大量"瑜伽就是体位"的信息影响了许许多多对瑜伽不够了解的人。普通大众理解中的瑜伽就是做各种超高难度的动作，这影响了人们对瑜伽正确的理解。瑜伽的"体育化""哲学化"和"唯灵化"都是对瑜伽认识的偏离。我们要有瑜伽正见，让瑜伽更加有利于现代人的健康生活，也促进瑜伽的健康发展。

瑜伽三摩地与深眠

　　无论是穷人、富人、好人、坏人、健康人、病人、男人、女人、古人、今人，无论什么人，他们在深眠的时候都是没有区别的，都处在没有主客二分、潜伏的喜乐状态中。

　　在深眠中，能人不再能、商人不再商、痛苦不再苦。我们可以观察到，进入深度睡眠后，人的面部表情不再忧郁、不再恐惧，体现出更自然的状态。深眠中不再体会二元的乐与悲，这甚至可以说是进入了三摩地的一种状态。人在深眠中，可以非常有效地调整身心灵，或者说人的小宇宙在进行自身的调整，因此深眠非常重要。当然，这里说的三摩地和自主的练习所达到的三摩地可能有差别。修习瑜伽，可以进入三摩地。出了三摩地，可能带来一些"洞见"，而深度睡眠之后一般不会有什么"洞见"。

根据古代瑜伽哲学的研究，人的三个意识状态和圣音 OM（AUM）有直接关系。其中，"A"相当于清醒意识状态（醒态），"U"相当于无意识状态（梦态），"M"相当于潜意识状态（深眠态）。"AUM"象征着创造、维系、毁灭的整个过程。

在清醒状态时，我们可以区分主体和客体。我们的快乐和痛苦都是二元的，各种感觉、各种欢乐、各种痛苦都能在清醒状态中体验到。佛教里有八种苦、一百〇八种苦甚至无数种苦的说法，这些苦都是在清醒状态下体验的。而在深眠状态中这些不再出现。但"苦是普遍的"这句话很有问题，因为苦不会出现在所有的意识层次里。即便在浅度睡眠中，人处在无意识状态下，潜意识里存在的一些内容可以不受干扰地展现出来。梦的状态不受压抑，这里存在的是快乐原则。意识往往被人的法律、道德、制度所约束，形成了意识中的社会原则，我们的自然状态受到这些社会原则的压抑。在清醒状态下，社会原则约束着、限制着我们，而在无意识状态下，则不受约束。此时，快乐原则就会体现和展示出来。我们在深眠中进入潜意识状态，此时就会进入深度快乐状态。但我们对这一状态却没有任何记忆。无论你是主动、还是被动地进入三摩地——三摩地里没有主体、没有客体、没有主客体的认知方式，进入了三摩地的人无法告诉你三摩地是怎样的。

经典认为，超越三摩地就是梵、阿特曼和纯意识本身。有人做了形象的比喻，清醒意识就如河面起伏波动，无意识就像深层之水，潜意识就像宁静的水底（清醒意识、无意识和潜意识的说法是弗洛伊德的分法）。按照瑜伽经典，意识可以分为醒态、梦态、深眠态、图利亚（turiya，第四态）四个状态。快乐在哪里？二元对峙的快乐在河面，无意识的、个我无法控制的快乐在水中，更深层的快乐在我们无法"感觉"的水底。我们能做到持久的快乐吗？这是一个值得思考的问题。

深眠中没有二元对峙，没有痛苦，没有烦恼，是喜乐的海洋，但我们却感觉不到。所以，佛教和瑜伽经典都说要通过在清醒状态中的修为主动进入三摩地。但大部分人能够从清醒状态下的修为进入三摩地吗？清醒状态时，怎样获得超越主客二分的快乐？这两个问题留给大家来思考。

瑜伽有为、不为和无为

　　有为、不为和无为是哲学的说法，"为"这个字是"作为"的"为"。有人说英文里可以表述为"doing"，更合适的词应该是"action"。"action"是行动的意思，"有为"是有行动，"不为"是不行动。《薄伽梵歌》第三章讨论了为与不为这个问题，这章对所有人都有很重要的意义，因为它是人如何在现实世界中生活的哲学。克里希那为众生传达的生活哲学就是"无为"哲学，这一章的内容和老子《道德经》相通。

　　"有为"就是行动，从肢体的活动、感官系统的工作到心意，我们一直在行动，没有人不行动。爬山、赚钱、工作、读经典都是行动。不同的行动将我们引向不同的方向。

　　"不为"就是不行动。本质上说，我们不可能做到不为，即便不为也是选择性地不为某些事。能够不为也是有其他行动作为前提才得以保证的，例如，你父母的工作可以让你不工作，你之前的工作可以让你现在不工作，等等。绝对意义上的"不为"是不可能的。

"无为"用英文的 action 的组合无法表述，我们可以用梵文来表述，那就是"akarma"。"无为"是有为与不为之上的新的哲学态度、生活态度与生存态度，是一种更高的境界。"无为"可以让我摆脱有为和不为带来的束缚。

无为是行动瑜伽的奥秘。只有达到无为的境界才可以说我们实践了行动瑜伽。从山路上捡起挡路的石子算行动瑜伽吗？这或许可以是行动瑜伽的表现。行动瑜伽必须基于觉知的状态。许多行动往往是表面上的、形式上的，或者为了行动而行动。无为要求行动本身是发自心意深处的，是不执着状态下自发的行动。本质上，有为和不为都是一种为，背后的动因就是原质。无为则不依赖于原质，它由更高的背景影响着他。

有为和不为背后的依据是三德。三德是支配着人的有为与不为，一个被善良之德控制的人表现得比较光明、理性，一个被激情之德主宰的人行动表现为贪婪而自私，一个被愚昧之德主宰的人则表现出摧毁性的行动。《薄伽梵歌》第三章 27 节里克里希那说：

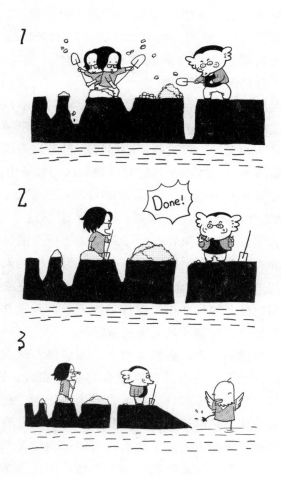

"一切行动都没有例外，都是由原质的性质造成。"即便是智者，也是依据原质而行动的。第三章 33 节克里希那说："甚至那些富有知识的人，也是依据自己原质而行动的，所有众生都趋向于原质，你对它压制、强迫是没有效果的。"

无为是一种没有业力的行动，行动不被结果所束缚。比如，不执着于行动的结果就不会受到束缚——这就是一种无为。普通的行动如何达到无为的境界而不受束缚呢？这依赖于我们对自我的认知和觉悟。

智者并非不行动，只是他的行动不执着于结果，《薄伽梵歌》第三章 25 节说："为了维系这个世界，智者必须行动而不执着于行动的果实、行动的结果。"觉悟的人和普通人一样生活。不要以为觉悟的人和其他人判若两人。普通人被行动结果带来的表象所束缚，而觉悟者的行动超然于行动之上。自我觉知、自我知识和自我智慧才是无为的依据。

在智慧瑜伽中，如何实践无为的瑜伽？这在理论上不用说很多，更多的要在瑜伽习练上实践。比如，我们可以把哈达瑜伽分为有为、不为和无为三种。有人会说，你不是制造混乱吗？我们要说的是，有为的哈达瑜伽很可能因为过于执着哈达锻炼的结果而造成伤害；无为的哈达瑜伽则因时、因地、因人而为。有为不仅对自己而且对被引导者有身体伤害的可能，也会将自己对体位的执着带给被引导者。在呼吸法中，我们用有为和无为的方式练习有什么差异呢？曾经有人和我说，他在冥想中看到了某些影像，这些影像是什么东西呢？我告诉他，这些很可能是你无意识和潜意识里的东西，不要执着于它们。无为法习练瑜伽是将有为和不为当作基础，在作为的同时超越有为和不为。无为习练法最终不是依赖习练的形式，而是以自我知识、自我智慧为背景。

瑜 伽 冥 想

　　冥想有时被视为瑜伽中最为重要的一种习练。在冥想的习练中，冥想的对象可以分为不同的三个层面。这三个层面可以概括为大众冥想、有德之梵的冥想、无德之梵的冥想。

　　第一，大众冥想。这是大部分人的冥想。大众冥想又可以分为三个层次：

　　（1）冥想对象是具体的、没有生命的物体，比如，一块石头、一棵树、一根点亮的蜡烛、一粒夜明珠等等。

　　（2）冥想对象是动物或植物。比如，一只山羊、一头大象、一只猴子。有人会奇怪，怎么会冥想一只猴子呢？通过冥想猴子，我们会明白猴子心意波动的激烈，从而让我们的心意安静下来。当然，你也可以冥想一只蜗牛，让自己"慢"下来。动物所具备的某种品格是我们冥想它们的主要原因。

（3）冥想对象是某个人，比如，一位圣人，一位伟人，自己的上师（古鲁，老师）等。通过冥想这些人身上所具有的优良品格，帮助我们稳定自己的心意，从而提升自己。

第二，有德之梵的冥想。什么是有德之梵呢？商羯罗将梵分为有德之梵和无德之梵。有德之梵就是具有属性、具体特征的梵的形式。

有德之梵的冥想就是冥想宇宙的大形体，生主，原人，金胎，大自在天——也可以理解为上帝。印度有冥想原人的传统。有人会这么想，"把日月当做眼睛，把大地视为身体，把江河视为血脉"。通过这样的方式进行冥想。

第三，无德之梵的冥想。无德之梵的冥想如何？无德之梵没有属性、没有形象，我们对之如何冥想？

理论上，我们很难对抽象的东西进行冥想，你无法想象、感受、冥想无限，你只能通过冥想有限感受无限。你无法冥想梵的存在、智慧、喜乐本身，因为你的存在、智慧、喜乐都是有限的，因此我们只能以有限面对无限。

智慧瑜伽里有两种比较中立、有效的冥想方法，一是 OM 冥想法，一是 SOHAM 冥想法。在这两个具体冥想法中，我们通过 OM 和 SOHAM 这两个具

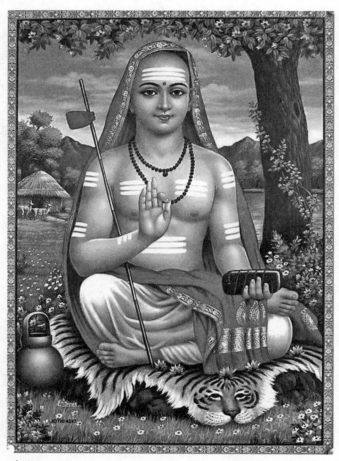

　　商羯罗（Shankara，约788—820年），印度中世纪吠檀多哲学
的集大成者、伟大的不二论哲学家、公认的智慧瑜伽士，他对主
要的奥义书、《梵经》和《薄伽梵歌》都做了注释，也撰写了诸如
《自我知识》《千说》等重要著作。

有强大象征力和能量的符号，将其作为无德之梵的表征来进行冥想，从而达到冥想无德之梵的境地。

当然，为了达到理想的冥想效果，我们也可以发展各种形式的冥想法。有的方法重形象，有的方法重理念，有的方法重象征等等。每个人则根据自己的特点，可以使用适合自己的冥想法。

瑜 伽 七 轮

在印度文化里，"七"是个非常特殊的数字，是完美的代表。

人有七轮。七轮分别是海底轮、生殖轮、脐轮、心轮、喉轮、眉间轮、顶轮。七轮分别与人的肾上腺、生殖腺、胰腺、胸腺、甲状腺、脑垂体、松果腺（体）有关。

七轮是有机的整体，只看一轮或者看重一轮都是不好的。要了解我们七轮的整体状况，就应该学会检验自己七轮的运作状况。下面，我们参考相关资料，对七轮做个简要的描述。

第一，海底轮（Muladhara Chakra）。色彩：火红色。象征：四瓣莲花。对应感觉：嗅觉。和肾上腺有关。曼陀罗：Lam。对应元素：土。基本原则：生存意志。此轮将宇宙能量下降到物理的层面，下降到个体的层面，并进入我们人的精微生命系统中。开启此轮意味着朝世界开放，接受所要面对的一切。海底轮是其他各轮的存在前提。此轮的健康开启就会有良好的人际关系，和大地母亲有一种亲和感、一体感，对生活满意、稳定、具有内在力量。自然体验：如日出或日落，净土。对应瑜伽：哈达瑜伽和昆达里尼瑜伽。

第二，生殖轮（Svadhistana Chakra）。色彩：橙色。象征：六瓣莲花。对应感觉：味觉。和生殖腺有关。曼陀罗：Vam。对应元素：水。基本原则：生存性创造。生殖轮是原始情绪、性能量和创造性的中心。通过此轮，我们渗透整个自然，我们自己成为全部创造的有机部分。自然体验：明月，清水。对应瑜伽：坦特罗瑜伽。

第三，脐轮（Manipura Chakra）。色彩：金黄色。象征：十瓣莲花。对应感觉：视觉。和胰腺有关。曼陀罗：Ram。对应元素：火。基本原则：存在的塑形。代表温暖、力量、地位、能量转化。脐轮和我们的后天能量关系非常密切。我们后天能量的主要来源是水，食物，空气，色彩，信息。开启此轮带来喜乐、内在的丰富。自然体验：金色阳光，麦田，向日葵。对应瑜伽：行动瑜伽。

第四，心轮（Anahata Chakra）。色彩：绿色，也包括粉红色和金色。象征：十二瓣莲花。对应感觉：触觉。和胸腺有关。曼陀罗：Yam。对应元素：
风。基本原则：虔信。代表慈悲、爱心、联结、服
务、开放、喜悦、一体、包容以及能量的散发。心轮
和人体的呼吸、循环功能关系密切。自然体验：鲜
花，粉红色天空。对应瑜伽：虔信瑜伽。

第五，喉轮（Vishuddha Chakra）。色彩：淡蓝
色。象征：十六瓣莲花。和甲状腺及副甲状腺有关。
对应感觉：听觉。曼陀罗：Ham。对应元素：以太
（空）。基本原则：存在的共鸣。代表交流、沟通、经
验、理解力、清晰、执着、自我表达。自然体验：蓝
天，蓝天在水中的折射。对应瑜伽：曼陀罗瑜伽。

第六，眉间轮（Ajna Chakra）。色彩：靛蓝色，
也包括黄色或紫色。象征：二瓣莲花。和脑垂体有
关。对应感觉：全部感觉，包括超感知。曼陀罗：
Om。基本原则：存在的知识。涉及全部感官，知识，
认知，理性思维，超感官。眉间轮被视为是慧眼或第
三眼的所在地。自然体验：布满星星的夜空。对应瑜
伽：智慧瑜伽和央陀罗瑜伽。

第七，顶轮（Sahasrara Chakra）。色彩：紫色，
也包括白色和金色。象征：千瓣莲花。和松果腺
（体）有关。基本原则：纯存在，灵性意志。内视、
专注、光明、合一、不二。自然体验：山巅。

在瑜伽中，我们可以有意识地通过相对专业的方

法来激活和强化七轮。例如特定的经验方法、声音疗法、色彩疗法、水晶疗法、芳香疗法、瑜伽疗法。而冥想是一种非常主动的激活和强化七轮的方法。上面我们已经介绍了一些相关的信息，包含七轮练习的大量密码。下面，介绍一个非常简单的七轮冥想。

选择冥想之地。最好固定在一个安静、安全、通风、舒适干净的环境中。习惯上香的，可以上香，不过香的质量你要有把握。如果吃不准，就不要点香。

舒适地坐下。最好是至善坐，也可以自然地坐在凳子上。

首先安静地呼吸。呼吸平稳后，注意力内守，从海底轮开始冥想，一直冥想到顶轮。对象可以是莲花，也可以是色彩或其他。每冥想一轮，心意就集中在那个轮上，内视那轮上的莲花缓缓地开放。对每个轮的冥想，时间不要求固定。但总体上，要缓慢。一般从开始到结束大致需要三十分钟。如果真的没有很多时间，冥想十五分钟也非常好。

（友情提醒：冥想要在合格的导师带领下进行。了解要领后，可自行练习。）

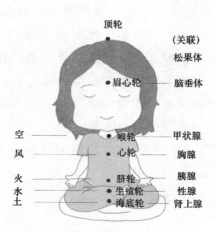

顶轮

（关联）

松果体

眉心轮 —— 脑垂体

空 —— 喉轮 —— 甲状腺

风 —— 心轮 —— 胸腺

火 —— 脐轮 —— 胰腺

水 —— 生殖轮 —— 性腺

土 —— 海底轮 —— 肾上腺

冥想练习一：桂花冥想

冥想预备。许多城市都有桂花。江浙一带的环境似乎更加适合桂花生长。每年的九月、十月间，整个杭州城都飘散着浓郁的桂花香味。有人说，杭州的桂花细腻如江南的女子，经得住细细品味。除了桂花的芬芳，桂花样貌也很美，金色或银色的小花挂满枝头。

冥想桂花。可以冥想桂花的三个方面，一是桂花的小，二是桂花的时，三是桂花的香，小是空间概念，花时是时间概念，花香是服务概念。

以下为冥想导引词（导引词因人喜好而异，但应做到正念、流畅并保持语言的优美）：

桂花小小的，每朵都是小小的
没有哪一朵比别的花朵大出几倍、几十倍
每一朵桂花都是一个小小的生命

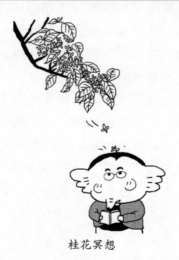

桂花冥想

一棵树上，你能看到布满了小小的桂花
看到桂花树，你知道树上有桂花，知道那是桂树
可你很可能不会立刻注意到每一朵桂花
就像我们自己
我们每个人不会比别的生命更大、更强、更有
价值
我们认为自己更好的感觉往往是无明的叠置
我们就是众多小花中的一朵
我们就是无数生命中的一个
我们是渺小的
和其他生命是完全平等的
同时，作为最渺小的生命
我们是可以改变的，可以创造的
作为个体，我们改变着自己，创造着自己
我们又像桂花一样聚集在一起成为桂树
改变着世界，创造着世界。

一朵花的香是微弱的
但无数朵花的香可以遍满全城
每一朵花都是不同的
但无数朵花都有共同的目标
那就是奉献出自己的芬芳
花香是我们的礼物

是我们给这个世界共同的礼物
每一个梦都是小的
但无数的梦汇成我们共同的追求。

就像一个个瑜伽人
我们共同追求着
追求生命的觉醒
我们是追求存在的生命
我们是追求智慧的生命
我们是追求喜乐的生命
我们服务于世界
我们服务于众生
我们展示着自我
也欣赏着他人的展示
我们一起
让世界充满芬芳。

桂花花期可以持续一月
一月三次开花
慢慢地绽放
慢慢地凋零
终有一天
我们会结束生命的展示

尘归尘，土归土
收起芬芳
落回植根的大地
就像所有的生命
没有抱怨
没有忧伤
展现了
服务了
绽放了
回归了
回归于母体
回归于梵······

冥想练习二：帕坦伽利冥想

　　帕坦伽利是人格化的对象。冥想的人格对象可以是帕坦伽利，也可以是克里希那，可以是你尊敬的人、你的灵性导师、你导师的导师等等。

　　找一个安静、私密的地方，清洁面部和手足，以自己最舒服的姿态安坐。可以点香也可以不点香，可以在前面放一个帕坦伽利的画像，确保脊柱挺直，双眼内收、微闭，自然呼吸 5—10 次，准备开始冥想。

　　以下为冥想导引词（导引词因人喜好而异，但应做到正念、流畅并保持语言的优美）：

　　帕坦伽利正坐在你的对面
　　和你的坐姿一样
　　你是肉身
　　他是金身

他的身体放着光芒

光芒很强

你的身体也放着光芒

但比较弱

他的形象与你相比更加高大

他比你高大一倍

甚至更高

你可以看到他的七轮

他的心轮能量从上而下

对接入你的心轮

他的喉轮从上而下

对接入你的喉轮

他的顶轮从上而下

对接入你的顶轮

他的七轮都从上而下

对接入你的七轮

对接后

他的光芒笼罩了你。

帕坦伽利的海底轮启动了

一朵莲花在海底轮转动

从每个莲花瓣都散发出能量

向你传达
你的海底轮也同样转动
接纳来自帕坦伽利的能量
你的能量和他的能量合一
你们似乎平移得更近了
渐渐地
你们越移越近、越移越近
终于
你和帕坦伽利的身体融合为一
你的海底轮在他的海底轮中间转动。

海底轮的能量上升
到达生殖轮
能量分为阴阳
可能出现意象
请让它们自然地生灭
不要执着

能量继续上升到脐轮
来自海底轮的先天能量和脐轮的后天能量
再次汇聚
共同滋养你的全部生命
生理的能量再次转化为各种能量

能量上升到心轮

你的心如莲花瓣一样打开了

被各种能量环绕

心轮的莲花接纳各种能量

慈悲的心

喜乐的心

宽恕的心

包容的心

仁爱的心

都在心轮中酝酿

能量继续上升

到达了喉轮

你的知识

你的辩才

你的表达力

你的沟通能力

慢慢地随着喉轮的莲花打开了。

能量继续上升

到达眉心轮

这里是更为开阔的空间

也许你看到了日月相应
照亮整个天地

让我的能量继续升华
继续上升，继续，继续……
进入梵穴——顶轮
千瓣莲花在此绽放
发出金色的光芒，光芒万丈
我和帕坦伽利的光在此完全融合
我自己的形象和帕坦伽利的形象都在光中消融
自我消融
人天一如
喜乐的花从天而降……

现在，意识收回
身体收缩
七轮逐步收缩
向心轮合并
合并为一轮
慢慢伸展身体
回到原来的样子
七轮也回到以前的位置
轻动自己的手指，醒过来……

在这一冥想中，如果觉得自己哪轮比较弱，你可以在那轮多停留些时间。如果你的身体比较弱，可以在海底轮多停留些，如果你想提升慈悲心，可以在心轮多停些时间，如果你想获得智慧上的提升，可以在喉轮多停留。但不论你在冥想中看到什么意象，都请保持正念，不要执着。

冥想练习三：种子冥想

　　首先坐直身体，自然地呼吸，以自己最舒服的姿态坐好，放松，平缓呼吸，目光内收，微闭双目。

　　以下为冥想导引词（导引词因人喜好而异，但应做到正念、流畅并保持语言的优美）：

　　　　想象自己的海底轮
　　　　那里是一片汪洋大海
　　　　在海面上能看到水的波动
　　　　阳光穿过海水，光影流离
　　　　越往下，海水越平静
　　　　在深深的海底
　　　　越来越暗，越来越安静
　　　　你就在这深深的黑暗中。

有一颗种子

安静地停留在深深的黑暗中

停留在你的海底轮

这颗种子是一个独立的生命

它带着生命需要的所有信息

它在这里不知已经过去了多少世纪

或许已经经过了许多轮回

这颗种子就停留在海底轮深不可测的黑暗中

慢慢地，慢慢地

吸收着水分

吸收着养分

种子该出来了

有一个声音说："时候到了"

种子发出了一颗嫩芽

这颗嫩芽

慢慢地长大

突破了海底轮的黑暗

进入阴阳交接的生殖轮区域

这颗芽

充满了强大的生命力

包含着巨大的能量

海底轮将无穷尽的能量和信息传递给嫩芽。

嫩芽生长着，分裂着
更多的枝叶长出来了。

新的枝叶开始能够吸收外部的阳光
种子变成了一棵树
这就是你最喜欢的那种树
它已到达你的脐轮
在脐轮
它吸收到越来越多的阳光
吸收了越来越多的空气
吸收了越来越多的营养
吸收了越来越多的能量。

小树健康成长着
来自海底轮的先天能量和来自脐轮的后天能量交
汇了
小树长得越来越苗壮
枝繁叶茂
在你的心轮处伸展着美丽、健康的枝叶
在这里
美丽的花朵绽放了
蜜蜂、蝴蝶来了
落在花瓣上采摘花蜜

雨滴落下来

纯净的水珠在绿叶和花瓣上缓缓滚动

微风徐徐吹过

花与叶一起轻轻摇曳

鸟儿停留在枝干上

松鼠在树上淘气地玩耍。

树上开始结出果实

种瓜得瓜

种豆得豆

树结出你钟爱的果实

果实会集了之前的能量、营养、光与水

你甚至可以感受到果实的香味。

果实成熟了

能量达到你的眉间轮

到了收获的季节

你可以收获甜美的果实

你可以收获智慧的成果

你的慧眼打开了

慧眼中发出的光芒照亮了果实、照亮了树。

能量在光芒中到达顶轮，

在光芒中
果实打开了
里面的果核也随后打开
仿佛莲花瓣一样一层层打开
不断从里到外不断打开
多达千瓣。

此刻，从海底轮到顶轮一个能量通道建立了
能量顺畅地流动着
从根到果实
从海底轮到顶轮
但要知道
不要执着于这个画面
更不要执着于这个感觉
要知道
我们的身体只是一个通道
我们自己只需要静静地观照
无须执着。

意识回收，缓缓地呼吸五次，结束冥想。

冥想练习四：光子冥想

坐直，放松身体，头不要后仰，可以稍微保持一点低垂，进行三次呼吸。意念内观，眼内视，微合双目。

以下为冥想导引词（导引词因人喜好而异，但应做到正念、流畅并保持语言的优美）：

内视你的海底轮，这里是一片汪洋大海，深沉而昏暗，在海底的深处，有一个亮点，那是生命之光，这道光已经在这里很久了，这道光很微弱、很暗，但它是海洋深处唯一的光，它的周围是茫茫的黑暗。

这道光就是生命之光、能量之光，是具有意识的光，也是喜乐之光。

现在，光点缓慢地上升，这道光已不知在深深的海底停留了多少个世纪，如今，它开始缓慢地升起……

慢慢地、平静地呼吸。

这道光从海底轮缓缓升到生殖轮，变得更亮了一些。它就是阴与阳、日与月的融合，在这里，它拥有酝酿一切生命的可能。

它包含了所有的愿望，也包含了全部的欲望。

这道光继续上升，到达了脐轮。

在这里，这道光与人体自身摄入的能量融合一处，亮光变得更大，如太阳一样，释放出更多热、更多光，并渐渐散发开来。

这道逐渐强烈的光上升着，来到心轮，在它的照耀之下，心门开启了，心中所有黑暗的角落被照亮，不再有阴郁、不再有纠结，在光中慈悲充满，并由此扩散，弥散到自己的周身，弥散到整个世界，穿越了星辰，遍布整个宇宙。

光继续流动，进入喉轮，光线持续照耀整个宇宙，你可以感到一个充满光、充满慈悲、充满智慧、充满能量的巨大光球围绕着你。

这个巨大的光球继续膨胀并上升，到达了眉间轮。此刻这道光，充满着能量，更充满智慧和喜乐，你身在其中，感受到自得、自圆、自满。

此刻，你可能看到各种景象，可能是太阳、月亮，但不论是什么，都无法打扰你，你的慧眼已经打开，你看到更大、更广、更深、更远的世界。也许眉间会出现一些异象，不要执着于此，让他自然起落。

这道光包含着持续上升的能量，这是存在的能量、智慧的能量、喜乐的能量，这道光走到了顶轮，与头顶这道更大、更大、更大的光联结，这两道光产生了强大的融合，一个巨大无比的光球诞生了，这道光变成了纯粹的存在、智慧、喜乐，你的自我渐渐消失于这道光中，此刻自我的光已无法和头顶巨大的光区分开，我消失了，我的光球也消失了，巨大的光球最终渐渐也消失了，只留下无边无际的光存在着。

慢慢呼吸……慢慢呼吸……慢慢呼吸……准备恢复觉知，结束冥想。

在做自我引导或引导他人冥想时，可以调慢速度。也可以将每段话多次重复，比如一句话或者一段话重复三次等。

冥想练习五：OM 冥想

　　OM 曼陀罗在印度文化中是非常独特的，和其他曼陀罗相比，具有不可取代的位置。OM 几乎成了印度文化的最好象征。它被视为最原始的发音，意蕴丰富，难以穷尽。念诵此音也非常殊胜。人们普遍把念诵 OM 曼陀罗作为一个基本的瑜伽修持方式。

　　练习 OM 曼陀罗有不同方式，但理解其含义则和我们的练习直接有关。我们知道，《瑜伽经》和《唵声奥义书》都非常重视这一曼陀罗。OM 字由三个音 A、U 和 M 构成。A 代表醒态，U 代表梦态，M 代表深眠态，AUM 整体代表一切，代表沉默。根据瑜伽哲学，A 代表粗身，U 代表精身，M 代表因果身，AUM 代表图利亚（纯意识）。

　　在练习 OM 曼陀罗时，在发音时，心意是有对象的。在发 A 音的时候，我们可以自发地去觉知醒态、清醒的意识、个体的粗身或者宇宙的粗身（如地球，星体，物质宇宙，即 Virat）。

在发 U 音的时候，我们可以自发地去觉知梦态、无意识、个体的精身（能量身，心意身和智性身）或者宇宙的精身（金胎，Hiranygarbha）。

在发 M 音的时候，我们可以自发地去觉知深眠、潜意识、个体的因果身（喜乐身）或宇宙的因果身（个体和宇宙的粗身与精身都来自它），也就是冥想自在天（Isvara）。

发完了 A、U 和 M 三音后，沉默。但尽管这时沉默无声，却可以自发地去觉知三层的意识之整体、纯意识进入一切，个体和宇宙的粗身、精身和因果身；"存在－智慧－喜乐"本身。

在念诵 OM 时，你根本不可能觉知这么多，有时细点，有时粗点。但你要有一个整体的导向，这很重要。

冥想练习六：SOHAM 冥想

Soham 的英文翻译是 I am that，这也是一本经典的瑜伽典籍——《我就是那》的书名。意思是：我就是那真我，我就是阿特曼，我就是那最终的存在。

Soham 冥想主要分以下几步：

一、预备

1. 清洗干净面部及手足。

2. 在合适的地方安静地坐下来，身体坐直，让身体保持舒适的状态。

3. 冥想时无须音乐也无须点香和蜡烛。

4. 冥想的时间、地点需要相对固定，午夜、清晨和傍晚都可以，冥想时间 15 分钟即可。

5. 如果有信仰中的人格神形象，可以在意念中想着他的形象，如克里希那，湿婆等。

二、开始冥想

1. 闭上眼睛，头微微上抬，缓慢均匀地呼吸，每分钟5—10次，把意念集中于心脏。

2. 吸气时内心想着 so 的声音，但不要真的发出声音，呼气是想着 ham 的声音，也不要真的发出声音。

3. 整个过程中，意念内观，仿佛可以随着 so-ham 的声音能够看见呼吸进入和流出身体。

4. 不要控制你的呼吸，只是自然观察你的呼吸，并体验呼吸带给你身体的感觉。

5. 尝试体会自身在呼吸中渐渐消融在无限的"空"中。（较高要求）如果发现自己做错了，可以重新调整呼吸，从第四步重新做即可。

冥想练习七：空冥想

在 soham 冥想中，我们已经谈到可以冥想自己融入无限的"空"。在《智慧瑜伽——商羯罗的〈自我知识〉》第 39 节中，商羯罗说："智者只应该理智地将整个客观世界融入阿特曼，经常把阿特曼看做无暇的天空。"在吠檀多的宇宙论中，空（Akasa）[①] 是最先由因果身（自在天）从纯的萨埵中创造的。它最接近自在天。但这个空和我们日常理解的空并不一样，可以被理解为"空之空"。我们冥想则需要借助日常所理解的空。

[①] 空（Akasa）被认为是第一个被创造的元素，这个空具有两个方面的展现：声音和存在性。正因为如此，瑜伽中的音疗基础在于空。通过声音的不同频率振动，可以帮助人疏通脉轮，有益健康。同样地，传统的瑜伽曼陀罗之理论基础在智慧瑜伽看来也是基于空（Akasa）。由于它是第一个被创造的元素，接近终极奥秘，（大）曼陀罗的实践应该有比较好的理疗效果和促人觉醒的力量。在某种意义上说，这一理解为瑜伽音疗以及曼陀罗实践提供了一个合理性的解释。

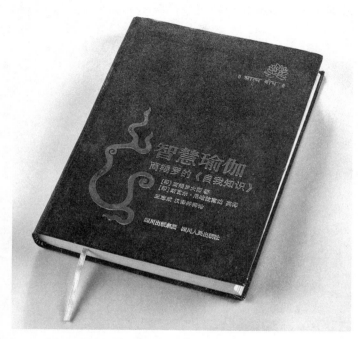

　　《智慧瑜伽——商羯罗的〈自我知识〉》是浙大教授王志成对商羯罗大师的《自我知识》一书的汉译和释论。《自我知识》一书有68节，该书通过对这68节内容进行了系统阐发，向读者论述了吠檀多哲学的基本思想。

下面的冥想方法是基于日常的空进行的。不过，这种冥想法并不是主要的，不建议过多使用。

以下为冥想导引词（导引词因人喜好而异，但应做到正念、流畅并保持语言的优美）：

一个轻盈的我
安坐在美丽的喜马拉雅山上
白雪茫茫
茫茫白雪
雪地上有一小木屋
小木屋里端坐的就是我

慢慢呼吸
静静呼吸
带着生命的行装起身
迈向太空
大地就在脚下
风景独样

太阳系的模样
如池塘
神箭般的速度
离炙热的太阳而去

走出了太阳系
进入无垠的银河系
无比众多的星体熠熠发光
风神般的脚却以无比的速度
离开了银河系

我是风神
以光的速度一直朝前奔去
虚空中无数的星球只是空中的尘埃
我的脚步没有停止
没有停止
心中知道
我所穿越的只是无限的空的一个小小角落

我的脚消失了
我的身体消失了
我消失了
依附在我的名下的一切都消失了
只感到一个光体以光的速度在穿梭向前

我就是那光
那光没有重量

没有了束缚
那光就是自由
充满了智慧
那光就是喜乐
充满了喜乐

光明、自由、智慧和喜乐
大地消失
宇宙消失
物质的一切都化为光
没有了地球和太阳
没有银河和河外
一切都汇入光
一切都成了一

我就是那一
我就是那光明的一
我就是那存在的一
我就是那智慧的一
我就是那喜乐的一

冥想练习八：虚己冥想

　　虚己冥想是一种非常有效的冥想方法。它需要的条件非常有限。几乎可以在任何环境下进行。可以坐在地上，可以躺在床上。放松身体，意念内观，眼内视，微合双目。

　　以下为冥想导引词（导引词因人喜好而异，但应做到正念、流畅并保持语言的优美）：

　　我是谁？

　　我是谁？

　　我是谁？

　　哦，我是谁？

　　我是这身体吗？

　　不是。

　　我是这男身（女身）吗？

不是。

我是我的工作吗？

不是。

我是我的财产吗？

不是。

我是丈夫、妻子、儿子、女儿、下属、上司……吗？

不是，都不是。

我是欲望吗？

不是。

我是贪心吗？

不是。

我是聪明、博学吗？

不是。

我是愚昧、执着吗？

不是。

我是种种纠结的关系吗？

不是。

我是看到的、经历的、听到的、接触到的对象吗？

不是。

我是感官的愉悦和痛苦吗？

不是。

我是心智的清晰和混乱吗？

不是。

我是精神的快乐和孤独吗？

不是。

我不是这，不是这。

我是那。

我是那。

我是那。

我是存在。

我是存在。

我是存在。

我是智慧。

我是智慧。

我是智慧。

我是喜乐。

我是喜乐。

我是喜乐。

冥想练习九：大爱冥想

　　大爱冥想也是一种非常有效的冥想方法。虚己冥想类似中医里的"泻"，大爱冥想则如中医里的"补"。它需要的条件并不复杂。几乎在任何环境里都可以进行。可以坐在地上，可以躺在床上。放松身体。意念内观，眼内视，微合双目。

　　以下为冥想导引词（导引词因人喜好而异，但应做到正念、流畅并保持语言的优美）：

　　　哦，我来到了这世界
　　　从一个看不见的地方而来
　　　我带着什么而来？
　　　我带着一切
　　　我带着一切
　　　我带着一切

在这名色的世界里

我累积了，我丰富了……

我拥抱一切

我超越一切

悲伤向我走来

我接纳悲伤

愤懑向我走来

我接纳愤懑

嫉妒向我走来

我接纳嫉妒

疯狂向我走来

我接纳疯狂

冷漠向我走来

我接纳冷漠

抱怨向我走来

我接纳抱怨

敌意向我走来

我接纳敌意

累了

我接纳累

苦了

我接纳苦

甜了

我接纳甜

美了

我接纳美

混乱了

我接纳混乱

失败了

我接纳失败

成功了

我接纳成功

喜悦了

我接纳喜悦

满足了

我接纳满足

哦，我带着一切来到这世上

我经历着

我观看着

我爱着

　　我就是那存在
　　我就是那智慧
　　我就是那喜乐

　　（我们在这里谈的冥想引导词不是绝对的，你知道了其中的原则，可以自己引导。在我们倡导的各种冥想中，本质上就是要让你明白你自己，你就是"那"，即梵。这个梵就是存在、智慧和喜乐。）

第四部分

身份、传统、文明与得一

印 度 传 统

　　任何文化都有一定历史及思维方式的背景。作为瑜伽人，要想准确地理解印度文化，便要在男性中心主义、神化思维及印度时间观等三个方面有客观的理解。

　　印度文化传统中认为男身才是重要的，只有男人才能获得觉悟（也有的人辩护说，在当时的历史处境中，甚至圣人也无法改变社会的基本格局，所以，他们在自己的著述和表达中强调男性对于觉悟或解脱的重要）。实际上，世界轴心时期的各个文明传统都带有男性中心主义的特点，话语结构基本围绕着男性，包括圣经传统、佛经传统都是男性中心论。这是历史的局限性决定的。对此，在新时代的我们要有正确的认识。（当然，每个传统中也有少量的女性圣人，但她们的人数非常有限，并且多依附在男性社会结构中。）

印度文化的思维方式容易造神或者神化的倾向比较明显。研究印度文化传统的学者基本都会观察到这个现象，一个人非常厉害，他很可能就成了神。佛陀、甘地、罗摩克里希那等等都成了神。一个人觉悟了，觉悟了梵我合一，这个人就成了神，或者就成了某个神的化身。在其他文化里也会有造神的思维方式，但印度在这方面所达到的高度，似乎非其他文化可以比的。

再一个就是时间问题。印度人的传统时间观和中国人的传统时间观非常不同。中国人按照严格的时间顺序完整地记录着历史，时间、地点、人物和事件，甚至还有简单的评述。翻开中国的史书，你可以"亲自"经验各个时期的历史事件而成为历史的见证者。印度没有这样的时间传统，它没有完整书写的历史。它的历史混合在他们浩瀚如海的神话传说中。这与他们的吠陀哲学传统有关。他们的吠陀哲学认为，从大宇宙的角度来看，时间没有意义。甚至，对于他们，时间不过只是虚幻。《薄伽梵往世书》中说到圣人的大会开了 2000 年！所以，我们不能用我们的时间观看待印度的传统时间观。

了解了印度传统的男性中心主义、神化传统和时间的观念，我们就基本可以开始进入印度的文化传统了。

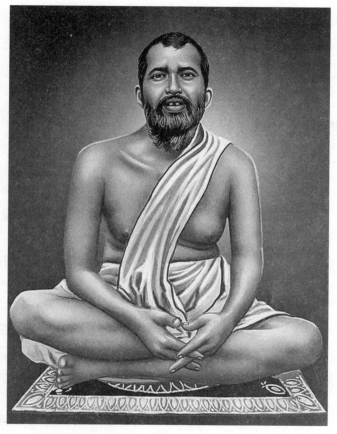

　　室利·罗摩克里希那（Sri Ramakrishna, 1836—1886），近代印度宗教改革家，著名瑜伽士。他实践多种修行之路，并在他身上得到整合。他的最大弟子是辨喜。他晚年的谈话内容都记录在《室利·罗摩克里希那福音书》一书中，该书有中文简体字版《室利·罗摩克里希那言行录》面世。

吠陀、婆罗门与佛教

　　我们在学习瑜伽时，会经常听见吠陀、婆罗门、数论、佛学等等术语。我们需要大致地对它们有所了解。

　　佛教，大家比较熟悉，因为佛教从印度传进中国后成了中国主流传统宗教之一种。在印度历史上，佛教也曾是主流的宗教。但是佛教在印度出现了，佛教在印度又消失了。当今印度，信仰佛教的人数比起信仰印度教的人数要少得多。总体上，对于整个印度传统来说，佛教属于非正统。佛教与印度所谓的正统六派是什么关系？

　　对于印度传统，它们的哲学、宗教和文化等思想的源头来自古老的"吠陀"文献。主要的四部"吠陀"是印度整个传统的总源头，是它的根本经典。据说，吠陀是天启的经典（Sruti）而非人为。印度六派正统哲学——正理论、胜论、数论、瑜伽、弥曼差和吠檀多，它们全都接受吠陀圣典的权威性。由于佛教不接受吠陀的权威性，因此被迫将自己排除在正统之外。尽管不承认吠陀的权威性，但是佛教中的很多思想其源头还是吠陀传统或者与吠陀传统密切相关，其许多思想在客观上继承了传统的吠陀文化。佛教在吸收这些文化的同时也对它们进行了改造。事实上，释迦牟尼本人接受了良好的婆罗门文化教育。佛教只是拒绝接受婆罗门、吠陀的权威。其实，其他宗教及哲学体系和吠陀文化间也是部分的交集，但它们接受、认同吠陀的权威。这是最关键的差别。如果佛教认同吠陀的权威性，即便它不接受吠陀中的很多内容，佛教也可能被认为是正统的。但佛教没有这么做。佛教在印度的消失有多种原因，当然有婆罗门教的原因。新婆罗门教的兴起，它吸收了佛教思想但拒绝了佛教。有人说著名的吠檀多不二论哲学家商羯罗是匿名的佛教徒，但商羯罗没有成为佛教徒，反而加剧了佛教退出印度文化的历史舞台。但这退出只是形式上的。佛教的不少思想还是被吸收、保留、传承了下来。另外，《薄伽梵往世书》则把佛陀变成正统的对象，变成了毗湿奴的第九个化身。

瑜伽与佛教

　　瑜伽不是佛教专属物，尽管佛教中含有大量瑜伽的内容。作为现代瑜伽人，我们需要知道瑜伽与佛教的交叠和差异。

　　瑜伽和佛教的历史不同。瑜伽的历史更加悠久。从考古材料看，远在雅利安人进入印度前就有了瑜伽。瑜伽是一种身心灵锻炼的系统、方法、形式，主要包括了体位、呼吸和冥想这瑜伽三宝。这一完整的系统有个发展的过程，不同时期体位、呼吸和冥想等偏重不同，并没有绝对化、固定化。总体来说，瑜伽的发展史经历了偏重苦行的阶段、《奥义书》偏重哲学（梵我一如）的阶段、《薄伽梵歌》强调多条瑜伽道路的阶段、14 世纪后完全成熟的哈达瑜伽系统的阶段以及当今全球化时代现代瑜伽阶段。瑜伽形成了一个大传统，是一个包括大量内容的文化实体。

在佛教创立初期，释迦牟尼及其弟子主要是对信徒展开教导，那时佛教还不是以宗教形式存在的实体。而后来者慢慢地组织化了佛教，形成了越来越严格的组织系统，直至形成一个宗教。佛教如此，其他的宗教基本也是如此。因此宗教可以从两个意义上说，一个是从灵性意义上说，另一个是从体制化意义上说。我们可以看到，瑜伽并不具备体制化的意义，瑜伽不是宗教。对于佛教，我们也要能够区分佛学与佛教，要能区分不同历史时期的佛教，还要能区分不同宗派的佛教。瑜伽同样可以做出区分，但无论怎样区分，瑜伽都无法和体制化的宗教挂上钩。

历史上，瑜伽曾被佛教吸收。瑜伽被佛教吸收后，得到了集成和发展。释迦牟尼也可以被称为大瑜伽士。佛教也形成了大量与瑜伽相关的典籍。《瑜伽师地论》就是一部很好的瑜伽典籍。唐朝的玄奘法师把这本书翻译成了中文，但书很厚，又是文言文，今人不容易读懂，影响了这本书的传播。其实，这本《瑜伽师地论》是本瑜伽书，我们甚至可以把这本书理解为《瑜伽经》发展版（这样说是视角主义的，有一些佛弟子可能会持有不同看法。但如果佛弟子愿意，他们站在自己的立场说，《瑜伽师地论》是被注入灵魂的《瑜伽经》）。除了被佛教所吸收和发展外，瑜伽也被其他宗教所发展，比如锡克教、婆罗门教等。婆罗门教中有的人甚至将瑜伽视为其私产。瑜伽进入西方社会之后，也可以为西方其他宗教吸收、融合、发展。瑜伽作为独立形态存在的同时，也被各种宗教和非宗教所吸收和发展。这是事实。

作为哲学的瑜伽，其实也比较简单。"瑜伽派"是印度正统六派哲学之一。其哲学基础主要来自数论派哲学。数论是独立的哲学体系。瑜伽注重实践，数论哲学更关心哲学理论。《薄伽梵歌》说，瑜伽和数论同样都可以达到目标。在婆罗门教的吠檀多哲学经典中，瑜伽也同样被当作工具、当作身心灵锻炼的艺术和方法。

传统的瑜伽受到轴心时代形成的宗教影响，比较关注身心之苦，渴望获得解脱、觉悟。进入现代后，瑜伽发展成了现代瑜伽，并且展现出更加阳光的一面，更多体现出对身心灵的整体关注，很多人关注对自我的认知以及对生活的指导意义。在这种整体性的关注中，现代瑜伽结合了现代运动学、现代医学、现代心理学乃至现代哲学等等，进一步体现出瑜伽非体制化特征。

爱有差等

"爱有差等"是中国儒家的基本观念。儒家的爱非常现实，从现实中的人情世故理解人与人之间等等的关系，非常著名的说法是"亲亲，仁人，爱物。"孟子说："老吾老以及人之老，幼吾幼以及人之幼。"《大学》里说："修身、齐家、治国、平天下。"这些都表明，儒家的爱分内外，对亲人和外人的爱有次序。儒家"爱有差等"并不是中国独有的，具有相当的普遍性。从现实的角度，儒家这种观念可以解析、理解和体验，也有其合理性。

在瑜伽中，如何理解"爱有差等"？瑜伽中最基本的一个概念是三德，即善良之德、激情之德和愚昧之德。如果一个人完全被愚昧之德控制，他就具有毁灭性，他不可能做到有差等的爱。激情之德则能够形成差等之爱，以私我为中心的人，爱自己，这爱也延伸到自己最亲密的人、自己的妻子、丈夫和孩子。《奥义书》说孩子就是自我。这种比喻表达了自我的扩展、从内向外的扩展。这种爱的秩序依据的是人的欲念、欲望和利益。善良之德意味着众生平等，没有自私，很大程度上摆脱了私我中心主义，充满慈悲和慈爱。这样的人是社会中的道德精英、是圣人。

平等之德超越了爱有差等，是善良之德占据了绝对优势后才能达到的。在现实社会中，具有这样美德的人很少。佛家和儒家在此是合作的关系，佛家认为自己在这方面的觉知更高——因为佛家基于善良之德和对善良之德的超越，儒家的德性是激情之德与善良之德的融合。我们说，达到平等美德的人非常稀有。有人说，耶稣就是这样的人。但即便在耶稣那里，似乎也是保持着爱的亲疏秩序的。一方面说人人平等，另一方面即便是耶稣本人，他自己和弟子们及外人都保持了差等关系。

认清三德也就能够理解并接受爱有差等。三德构成了这现象的世界，构成了这世界中的差异。愚昧之德、激情之德、善良之德分别主导的世界图像是不同的。比如可以看出如今的世界激情之德占据了主导。理解了三德的运作，就理解了事物的运作方式及自然结果，甚至预言某些现象的发生。从瑜伽三德的角度看，儒家是基于激情之德占上风，但同时又希望善良之德得以提升，从而让这个世界获得相对较好的秩序。而道家的老庄都是超越三德的。老子和庄子之所以超越三德，是因为他们站在道的立场来看待这个世界，庄子对儒家的批判就是因为他站在了超越三德的立场上。佛家和道家在这个方面有暗合的地方，它们都站在超越三德的立场上，理论上可以超越儒家的"亲亲，仁人，爱物。"

作为瑜伽人，我们既要在三德中看清自己，也要在三德中看清他人、看清爱有差等，更要超越三德看世界。认清这点，我们就能更好地认清现象世界、认清私我、进而超越三德、超越私我。《瑜伽经》最后一节说，"当三德不再为阿特曼服务时，它们就分解成原质。这就是解脱。阿特曼作为纯粹意识，在其自身的纯洁本性中放射出光芒。"

得 一 瑜 伽

　　前面我们简要地讲解了吠陀和佛教等之间的
关系。除了我们熟悉的佛教外，中国本土的道家
之"道"的思想也和瑜伽思想相关联。"得一瑜
伽"就是老子之道的瑜伽。

　　老子在他的《道德经》中说："昔之得一者，
天得一以清，地得一以宁，神得一以灵，浴得一
以盈，侯王得一而以为正。"（第 39 章）这里就
体现出一种特别的瑜伽观念。这也是老子为我们
提供的解决生命和个人问题的方法——即，人得
一以圆满。这就是"得一瑜伽"。

　　这"一"可从三个方面来说。身心灵三个方
面都得一，三德彼此联系在一起。对于我们一般
人而言，从身的得一开始，从哈达瑜伽的得一开
始，一直到性灵的得一。少数人可倒过来，从性
灵得一开始，反过来走向身体的得一。但性灵得

一是我们的终极目标。简单地说，性灵得一就是"得道"。

"一"有很多妙处。《道德经》第 32 章云："道常无名，朴。虽小，天下莫能臣。侯王若能守之，万物将自宾。天地相合，以降甘露，民莫之令而自均。始制有名，名亦既有，夫亦将知止，知止可以不殆。譬道之在天下，犹川谷于江海。"意思是，道永远是无名又朴实的，虽然小且不可见，但天下没有谁能让道服从自己。如果人们依照道的原则治理天下，（人的各个器官）及万物自然都会归附，而天下阴阳相合就会降下甘露，治理天下就能建立顺畅的管理体制和瑜伽平衡的原则。懂得适可而止、实现互相制约的瑜伽平衡原则，没有危险，安全美好，道存于天下，就像江河溪水都流归于他，万物融合最终一体，万物大同，生命本身如道、如梵。

这"一"微妙处的另一点可以参看《道德经》第 35 章云："执大象，天下往。往而不害，安平太。乐与饵，过客止。道之出口，淡乎其无味，视之不足见，听之不足闻，用之不足既。"也就是，谁掌握了伟大的道、知晓了道的伟大的显现（大象），得到了那"一"（道、梵），你的小宇宙及其他人都会向他投靠，大家都能平和安泰相处，相互不害，音乐和美食可以让路人止步。而道不着名色，看不到，也听不到，但他的作用却无限制。道是一切存在的基础和依托，却不着相。如此得一的瑜伽，何往不吉？何住不安？何为不静呢？

瑜　伽　身　份

　　身份或者身份的认同，对我们大部分人来说很重要。不同的文化有着不同的身份意识。全球化的迅猛发展，使得人们在不同的文化、不同的信仰、不同的地区间来回穿梭和停留。在这种穿梭中，人们原本文化带着的身份认同会遭受冲击、会被质疑，而难以维系和保持，因此会产生生理和心理的身份认同的混乱现象。

　　身份可以带来归属感，可为我们的安身立命找到一个立足点。但身份并不是绝对的，可以在某些情况下发生变化。身份是在不同文化环境下建构而成的。身份并非先天就有，而是后天赋予的或者建构的。一个人，他的亲生父母是中国人，但他被美国的养父母收养，他的中国身份可能就丧失了。信仰佛教 20 年的佛教徒，有一天放弃了佛教信仰而转向了基督教信仰，他的身份也会就此改变。基督徒放弃了基督信仰转而成了无神论者，那么他原来的身份也就改变了。

身份不是单一维度的，可以是多重的。身份可以是有层次的，也具有相对性。例如，一个人可以信仰佛教，但开始练习瑜伽就多出一个瑜伽的身份。一个人认同儒家，具有儒家身份认同。但他受到西方文化影响很大，他的儒家身份并不那么纯粹。纯粹的佛家身份、儒家身份、瑜伽身份，等等等等，每一种身份都可能部分地丧失而并非完整。在现代社会，具有层次感、多重的身份认同非常普遍。

瑜伽身份，首先是瑜伽外部的多重身份。我们是瑜伽人的同时，并不限制你成为佛教徒，或基督徒，或道家信仰者，我们同时还保有我们作为老师、学生、企业家、政府官员的身份。从内部看，我们是哈达瑜伽的习练者，我们也可以同时是智慧瑜伽、胜王瑜伽、行动瑜伽等瑜伽的习练者。即便是哈达体系内的分支，我们也可以在学习这一支瑜伽的同时毫不排斥地学习另一支瑜伽。无论是内部还是外部，瑜伽身份都可以是多重的，或者不同时期具备不同的身份。比如，你可以同时认同自己阿斯汤加瑜伽和智慧瑜伽的身份，也可以在不同时期随着学习的进展认同自己不同的瑜伽身份。瑜伽身份不应是僵化的、单一的，而应是多重的、可变的和动态发展的。

　　但是，瑜伽人的身份认同，其根本在哪里？是属于哪个流派，还是属于跟从的某位导师？我们说，从瑜伽哲学看，随着习练的深入，我们不仅从粗身上认同自己的身份，也要从心意、能量、智性、喜乐的层面认同自己的身份。而最终我们应该认识到，我们的身份不是基于瑜伽的某个流派或类别，我们的身份应该是我们自己的"真我"，我们是"I am that"的"那"（"that"），所有之前的身份都是过程的、暂时的。我们瑜伽人最终的身份就是大写的"我"，这才是我们共同的身份、普适的身份、宇宙性的身份。同时，通过瑜伽习练、通过否定法"我不是这（Neti）"来认识真正的自我后，我们还应该返回来，接受我们在现象世界有层次的、多重性的身份，要明白我们在现象世界中的身份是建构的、相对稳定的、但可被我们改变的——我们的身份是变异的，但也有一定的稳定性。当我们做到了这点，你就会发现自己拥有一种无形的智慧和喜悦，这种智慧和喜悦无须刻意就能自然地从你的内在流露、显现出来。尽管我们有身份，但我们不执着身份；尽管我们可以改变身份，但我们不会改变我们的根本身份；我们可以坦然地接受自己的任何身份，我们也可以放下我们的任何身份，不因身份的改变或丧失而使得心意波动不静。身份不再是我们的障碍——这是我们瑜伽习练者宇宙性的自信。

瑜伽全球化和文明全球化

　　瑜伽的全球化是人类文明全球化的一种现象和表现。随着文明的全球化，各种文化相互交错、相互促进、相互转化。

　　人类文明经历了几个阶段，前轴心时代——也就是原始文明，这段时期是人类历史上最长的文明时期；第二阶段是轴心时代，也就是公元前8世纪到公元前2世纪的文明，在这一时期，在地球上不同的区域各自形成了不同的文化，并影响了直到今天的整个人类文化。这些文化的很多内容都没有得到完全的展示、深入的贯彻及充分的实践。西方的、中国的、印度的，在文化上有差异。并且大体上，根据各个区域文化的特质，西方文化自我更新的能力和速度快于中国的和印度的，中国的文化和印度的文化更新速度相对较为缓慢。

可以从几个层面来理解文明的发展。第一是物质文明层面，譬如说中国长城等物质文明的创造。第二是体制文明层面，这方面中国、印度及西方都有自己的体制，不同的体制在不同的历史阶段都发挥了不同的作用。是不是一定要分东方的、西方的呢？这种分法确实受到一定时空条件的制约，或者说，这种分法是一定的历史时间、地理空间上形成的相对稳定的思维方式和处理问题的方式。要知道，从哥白尼开始，世界就逐渐开始进入了全球化时代。这个全球化的进程以科学、技术、交通及通信的逐步发达为基础。发达的科学、技术、交通及通信引发的全球人类大迁徙和互动交流导致了全球化文明的出现——我们称为新的轴心时代或第二轴心时代。在这个时代，人类文化和文明会越来越走向深度融合。

在这交遇、交叉、交融的进程中，主要有以下两个现象：一是文化的回归。表现为高度的民族主义，或者说文化的沙文主义、民族主义，最极端的就是极端民族主义。二是文化的融合。人类文化越来越具有共享性，物质文明可以共享，精神文明也可以共享。三是文化、信仰的选择。全球化的便利使得优秀的文化思想更加容易进行全球共享，例如阿育吠陀、中医、瑜伽、太极等等，现在都在全球为人类所共享。但共享中也容易受到利益的干扰，这样就会形成碰撞、斗争、冲突，这是毫无疑问的。

我在美国哈佛大学听过一个讲座，演讲者说美国是世界上最灵性的国度，同时也是最世俗的国度，是最暴力的国度，但同时也是最和平的国度。马克思曾经这样批评印度，印度是个最禁欲的国度，（但同时）也是最纵欲的国度。美国把人类最灵性的文化遗产接收过来，同时把人类最世俗的文化也发展了起来。但在美国的文化中终究有个主流的东西，如果以印度文化的观点看，这个主流的东西由三德构成。

从文化的层面看，从物质层面到制度层面再到精神层面，每种文化都有这样那样的优点同时也有着这样那样的缺点，这取决于人们的选择。在当今全球化时代，文化也在不断地自我修整。比如，今天我们说的瑜伽和传统的瑜伽就是有差别的。我们正处于越来越融合的地球村时代，纯粹意义上的中国、印度、西方的文化界限可能会逐步淡化。

从现实的层面看，从个体到人类群体，物质基础、体制及精神都存在巨大的不确定性，我们的身心灵都面临着不确定性。这是一个不确定的丰富世界，我们努力在不确定中追寻个体的确定性。作为负责的个体，我们也在社会的不确定性中关心社会整体的确定性。不论是中国的孔子、老子，还是印度的仙人或释迦牟尼，还是西方的柏拉图或亚里士多德，没有哪

个人或哪种思想能够主宰这整个世界。这世界因着众
多的业力相互作用着、相互影响着，这些都是瑜伽哲
学说的三德之力量，是善良的、激情的和愚昧的三种
力量之间的相互作用。从瑜伽的角度看，文明的全球
化就是这样。当然，瑜伽的全球化也是如此。这是我
们要深刻明白和把握的。

结语：一以贯之

《论语·卫灵公篇》第 15 章第 3 节有这么一段话，译为现代文大意是，孔夫子对子贡说："你以为我是博学强记吗？"子贡说："是啊，难道不是吗？"孔子说："不是的，我只是把我所知的用一个基本的观念贯穿起来。"这是《论语》中非常精彩的一段。这"一以贯之"的学问之道，也可以用到我们的瑜伽修习中。

瑜伽知识源远流长。在人类历史上，瑜伽可以追溯到吠陀时代。也许还有人会用神话语言说，"瑜伽没有历史，它来自湿婆。"从知识的角度我们的确可以说，瑜伽非常悠久，它比佛教等久远得多，是人类最为古老的知识之一种。

瑜伽知识体系非常庞大。今天，也许没有任何人能够对瑜伽知识作出彻底阐述。我们看到的某个瑜伽流派不过是部分瑜伽知识的传承。我们不要强求自己能掌握、实践全部的瑜伽知识。瑜伽知识浩如烟海，我们不可能全部掌握。

那我们该怎么办？首先要问一个问题，你是想掌握瑜伽知识的信息还是掌握瑜伽的根本？我想，我们大部分人要掌握的是瑜伽的根本，而不是知识信息的细枝末节。据说，湿婆传授了八万四千种体式，难不成我们要学会这八万四千种体式？显然这是不切实际的，况且我们也没有必要。确实，瑜伽是完整的知识体系，包括体式、呼吸、冥想及瑜伽哲学知识等。但无论哪种，我们都不要求大家掌握这所有的知识。不要求学习全部并不是大家得以反智的理由。但也可能有人会说："瑜伽就几个体式而已。其他的，还有什么要学的呢？"除了体式，我们还是应该从根本上理解、掌握瑜伽知识的。懂得了瑜伽的根本是什么，我们就会了解瑜伽学习的切入点。这一点非常重要。很多人学习勤奋，努力习练体式、呼吸和冥想，但是不懂得瑜伽的根本为何，那么，再多的体式也不过是体育的练习而已。

面对瑜伽如此庞大的知识体系，我们如何探索？如何把握？如何协调？朱熹在《大学》第6章"知本章"里说："所谓致知在格物者，言欲致吾之知，在其物而穷其理也。盖心之灵莫不有知，而天下之物莫不有理，唯于理有未穷，故其知又不尽也，是以《大学》始教，必使学者即凡于天下之物，莫不因其已知之理而益穷之，以求至乎其极。至于用力之久，而一旦豁然贯通焉，则众物之表里精粗无不到，而吾心之全体大用无不明矣。此谓物格，此谓知之至也。"这段话简单说来就是，要获得知识必须要认真研究事物，穷究事物的道理。我曾说过，知识可以分成点、线、面，瑜伽知识也要从点上的学习延伸到线、到面上的学习，最终掌握瑜伽知识体。

如何把握瑜伽系统？孔子说："一以贯之。"对于瑜伽，如何概括这个"一"呢？《瑜伽经》的开篇就告诉我们"瑜伽要控制心意，达到心意的平静"。这就是瑜伽体系中"一以贯之"的"一"。"瑜伽（的目的或目标）就是为了控制我们的心意"。明白、掌握了这个"一"，你去读《瑜伽经》等经典就会更容易，你去习练体式、呼吸、冥想，都会获得更大的收获。没有这个"一"，很多学习可能会产生偏差。掌握了这个"一"，你就能自由地穿梭在瑜伽练习、瑜伽知识及瑜伽教育海洋里而不至迷惑甚至迷失。

如何阅读瑜伽典籍呢？我有一个朋友藏书无数，但因为读书太多，身体和知识的认知都发生了问题，因为他摄入了知识信息但并没有形成知识体系，没有一个一以贯之的"一"，从而造成了混乱，以至于他把他自己变成了"移动的书柜"。我们需要将知识从薄变厚，再从厚变薄，使得知识自由地展示。什么是从薄变厚呢？书越读越多，知识自然变"厚"。但是必须要有个主线，也就是需要一个"一"，这样你才可能再把知识变薄、变得简单起来，以至于那知识自由地向你显现，你的心也会越来越澄明。据说，甘地的著作有一百多部。甘地演讲一讲就是 1～2 个小时，但他从未用过事先准备好的讲稿。怎么做到的？他的知识在他的心中。对他来说，知识就是生命、知识就是生活、知识就是他自己。

　　阅读瑜伽典籍应该包括精读和泛读。泛读是浏览性阅读，精读需要慢慢阅读，深入反省。首先，你必须选择好的书，比如一本版本比较好的《瑜伽经》和《薄伽梵歌》。这需要紧紧抓住、反复阅读、深入反省。可以从分到合地阅读，比如我们对《瑜伽经》的每一句经文进行阅读，同时参读不同版本对这句经文的注释，通过注释深化对经文的理解。理解了一句经文后，就可以走进第二层次，冥想这句经文，也就是先知其意、后思其意。还可走入第三个层次，延伸经文的含义，这句经文沿用到我们的生活中有什么意义，它的正面、反面为何，如何运用于我们的生活中。经过这么一个过程，我们就可以对整章进行理解。读完第一章，对第一章整合理解。读完第二章，对这两章一起整合理解。读完整本书，对全书整合理解。如此循环往复，你就会有整体而深入的认识。

　　经过这样的过程，你可以接触更多的文本及更多的圣贤。当然，更重要的是要亲证或印证这些知识，在生活中印证，在人与人的交往中印证，在听别人的讲解中印证，你慢慢就会达到豁然贯通的境地。

　　以上就是我要讲的"一以贯之"。

　　愿我们在瑜伽的喜乐中、在喜乐的瑜伽中一以贯之。

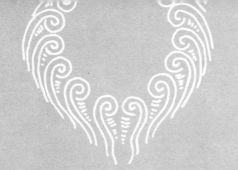

附录

一、走向全球时代的瑜伽

Namaste!

非常荣幸有这么好的一个机会能和印度的朋友们交流，能和中国如此多的瑜伽教练、瑜伽管理人士、瑜伽爱好人士来交流。在此，我要感谢瑜伽，感谢艾扬格（B. K. S. Iyengar）大师，感谢与各位前世今生的种种因缘，让我们有这么好的机会，充满爱心地在一起。在一起分享瑜伽思想、瑜伽经验、瑜伽生活。有机会在一起向艾扬格先生致敬，感谢艾扬格的瑜伽推动了中国的瑜伽繁荣。

我是第一次来广州，在这里我感受到了瑜伽的温暖。瑜伽是联结，通过联结，人与人之间有了分享，有了温暖，有了爱。今天，我要和大家分享的是我心灵深处对瑜伽的爱：走向全球时代的瑜伽。人们常说，瑜伽至今已有 5000 年的历史，但真实的瑜伽历史我们并不完全知道。瑜伽到底有多久的历史，这并不是最重要的，重要的是我们在历史长河中实践着瑜伽。我相信因缘，因而想通过瑜伽的"前世""今生""来世"与诸位再次感悟瑜伽。

（一）瑜伽的"前世"

瑜伽作为一种"基因"存在于印度古代文明中，并在其中开花结果。瑜伽的本质是什么？联结。联结什么？是个体自我和世界终极的联结。联结的方式很多，印度先辈们提供了多种联结的方式，也就是不同类型的瑜伽。到了成熟时期的瑜伽，它们就包括了身心灵全面培养和锻炼的瑜伽系统：行动瑜伽、虔信瑜伽、智慧瑜伽、胜王瑜伽、哈达瑜伽等等。瑜伽通过诸如佛教早已经传到中国等地。近代圣人辨喜（Swami Vivekananda）于 1893 年参加美国芝加哥世界宗教议会，第一次让印度文明和西方文明有了真实的接触。瑜伽文化也开始系统地进入西方。辨喜对瑜伽思想的全球化起到了巨大的作用。之后，像尤迦南达（Paramashansa Yogananda）为瑜伽在西方的传播发挥了重要作用。由此可见瑜伽的全球化早已发生。

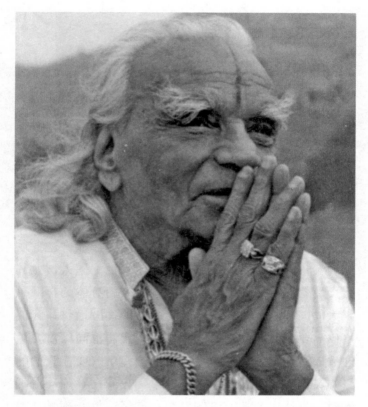

　　艾扬格（B. K. S. Iyengar，1918-2014），当代著名的瑜伽士，艾扬格瑜伽的创始人，为瑜伽的全球化作出了巨大贡献。他编写了许多与瑜伽相关的书籍，其中著名的有《瑜伽之光》《〈瑜伽经〉之光》《瑜伽之树》《艾扬格瑜伽》。如今，艾扬格瑜伽已经传遍全球，数以百万的人在学习这种瑜伽。

（二）瑜伽的"今生"

在当代，出现了很多种瑜伽，这些瑜伽都是基于对传统瑜伽的创造性理解和改造。在众多的瑜伽中，艾扬格瑜伽在全球化过程中相对比较成功。他的瑜伽不仅让大量西方人关注，也让大量中国人关注。在推进瑜伽的全球化方面，艾扬格具有特殊的地位和贡献。

瑜伽在现代转化中，很多人吸收了瑜伽的一个维度，可能忽视瑜伽的其他维度。结果，以哈达瑜伽为核心的瑜伽得到了很大的发展和广泛的传播。这种瑜伽确实让大量西方人着迷，同样让大量中国人，尤其让女性着迷。毫无疑问，瑜伽对于人们身体的帮助是巨大的。同时，我们自然需要整体地理解瑜伽。我们不仅需要关注瑜伽对身体的作用，我们也同样需要关注瑜伽对情绪、心理和内在精神的作用。要让我们的身心灵都得到发展，都变得健康，我们在锻炼瑜伽的同时，自然也会学习瑜伽思想，甚至瑜伽心理学、瑜伽哲学。事实上，在我们的日常生活中，我们很值得关注行动瑜伽，让我们对生活的不执着成为一种生活态度，让我们从生活的烦恼中摆脱出来。

在全球化发展的今天，这个世界变得越来越关联在一起了。我们的世界变得如此的不确定，人们的生活发生了不同形式的转变：第一，高度消费主义。但瑜伽则提醒我们，那种消费主义并不增加你的生活质量，相反，加重了我们的环境压力。瑜伽培养清洁、简洁和健康，而非高度依赖我们的外在消费。第二，高度自闭，否定世界。但瑜伽强调的是联结。在传统上，连接是和终极实在梵的联结，但我们显然可以扩展联结的含义。我们和他人、社会、自然、自身的联结，我们是彼此关联中的人，我们是关系的存在。在彼此爱的关联中，我们感受到生命的一体，宇宙的一体，我们也因此克服了孤独，我们找到自己的家园。第三，极端教条主义，因为这个世界似乎没有给他们希望，无法满足他们的需要，他们的生活甚至是难以忍受的（不管在物质上还是精神上），于是他们走向极端主义。但瑜伽告诉我们，极端没有办法解决问题，我们需要的是联结、沟通和对话。我们不仅和他人对话、和自然对话、和自然亲近、和终极对话，还和我们自己的内在自我对话。通过联结、沟通、亲近和对话，我们理解我们自己的身份，我们在家庭、在群体、在社会、在宇宙中的地位。

瑜伽从印度次大陆走向中国，走向东亚，走向西方，走向世界的每一个角落，我们无论在哪里都可以听到瑜伽的声音，看到瑜伽的活动，瑜伽已经成为当代许多人的生活元素、生活方式。瑜伽已经开始向全球化转型。如今，瑜伽也和中国的传统文化展开了友好的对话。瑜伽以一种平和的方式在新的时代进入中国。我们可以说，在全球化时代，瑜伽已经呈现了一些值得注意的风格：

第一，对话的瑜伽。不同瑜伽类型的对话，瑜伽和其他文化表达形式的对话，这可能会发生创造性的转化。例如有学者和瑜伽朋友关注中国道家和瑜伽之间的对话。瑜伽通过佛教传入中国，一般使用的词是"相应"。广义的瑜伽中"梵我合一"思想和中国传统文化中的"天人合一"思想一致。

第二，生态的瑜伽。在这个消费主义时代，人们倡导一种简洁、充满生机的瑜伽，过一种自然环保的瑜伽生活方式。人们也发现，锻炼瑜伽让人的身心洁净，也由内而外地让人和环境的关系更生态了、更绿色了。

第三，关联的瑜伽。如今，瑜伽并不完全是私人的事。我们的瑜伽具有社会性，极少有人会像古代圣人一样进入森林，与世隔绝地进行瑜伽锻炼，相反，如今瑜伽参与到了社会和谐、世界和平的宇宙节律之中，我们是彼此关联的生命存在，我们也通过彼此关联，共同生活在这个世界上。我们不孤独，也不孤立，而是充满喜悦地面对生活世界。

第四，整体的瑜伽。锻炼瑜伽，不仅锻炼我们的身体，同时也培育我们的心灵。不仅锻炼我们的个体，也参与社会的净化。不仅锻炼哈达瑜伽，也关注诸如智慧瑜伽。就个体锻炼瑜伽而言，可以有所侧重，但他/她不会排斥其他瑜伽，而是有一种整体性的瑜伽态度。

第五，大众的瑜伽。也许有人会认为瑜伽是少数人的事，为了所谓的解脱，人们对自己的身体进行各种训练，包括对自己身心的折磨。近代以来，人们当然不会这么想象瑜伽。但由于人们的介绍有时偏向高难度的体位，让不少人误解了瑜伽本意。我们需要让瑜伽的本来含义发扬光大，不要把某种瑜伽形式视为瑜伽的本质。瑜伽的全球化，也就意味着瑜伽的彻底透明化，让各种所谓的瑜伽思想、瑜伽技巧展示给普通大众。瑜伽的全球化，也就意味着瑜伽的大众化。

（三）瑜伽的"来世"

今天，我也趁这个机会谈谈瑜伽的"来世"，有几点想法，希望借此推进瑜伽的全球化和瑜伽在新的历史条件下的中国化。

第一，我呼吁那些有经济实力的企业家、热心的媒体共同关注瑜伽文化的整体发展，例如翻译更多的瑜伽经典和论著。让一些企业家的经济资本转化为文化资本、灵性资本，促进中国瑜伽文明之发展。我渴望有更多的企业家、媒体能关注它，关心它，支持它。这也是功德无量之事。当年，大量佛教经典经过翻译，成为了中华文明的一部分。这样的工作，在瑜伽领域还需要继续做。

第二，我呼吁在中国成立全国性的瑜伽协会。这不是为了干涉，而是希望中国瑜伽界自身能够加强自我管理和协调。据我所知，在杭州市已经成立了协调性的瑜伽协会。如果各省主要城市成立瑜伽协会，同时成立全国性的瑜伽协会，彼此形成全国性的瑜伽共同体联盟，这对于中国瑜伽的良性发展，更好地促进中国瑜伽文化之发展是很有益的。

任何言语都无法全面表达瑜伽的真谛，唯有持续的实践。我相信，这次会议就是实践着瑜伽，就是一个历史性见证，这个见证表明中国的瑜伽在 21 世纪会得到全新的发展，整体的繁荣，给无数人的身心带来健康，在这个充满紧张和烦躁的时代给人们带来清凉和自在。

谢谢大家！

（2011 年广州首届中印瑜伽峰会上的演讲稿）

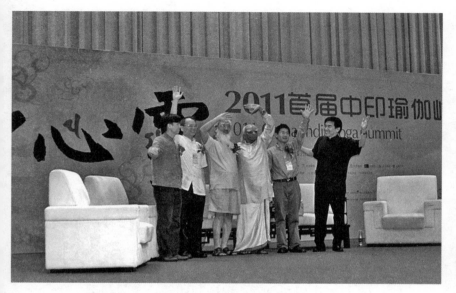

2011年在广州召开的第一届中印瑜伽峰会上的合影，左一瑜伽峰会秘书长陈思、左二台湾瑜伽士邱显峰、左三太极名师阮纪正、右一著名主持人和瑜伽导师高光勃、右二浙大王志成、右三著名瑜伽士艾扬格。

二、全球化背景下的瑜伽阅读、瑜伽习练 和瑜伽境界

（一）瑜伽接触的大众化

　　全球化背景下，我们更容易理解瑜伽作为合一和联结的意味，因为全球化让我们更容易彼此联结，中国和西方，中国和印度，大师和学生比以往任何时候都容易接触到、更容易彼此联系和沟通，甚至合作。有的瑜伽大师，离不开学生，师生是彼此关联的。如今，我们不仅可以接触到瑜伽体系 A，也很容易接触到瑜伽体系 B，只要愿意，我们可以在很短的时间内接触世界上的各种瑜伽系统。事实上，瑜伽的各个传承、瑜伽文化等等构成了一个瑜伽大世界。瑜伽传统就如一条绵延了 5000 年的河流，我们处于这条河流的下游，很容易接触到汇聚了众多支流的水。瑜伽从很少人从事的活动发展成全球性活动，这自然

受益于全球化，反过来，瑜伽为全球化注入了灵性的要素，为无数人的身心健康提供了机会和稳妥保障。

（二）瑜伽基库就如神一样

瑜伽基库是我提出的一个词，我用它来总体指称各种瑜伽理论、实践体系，不同的瑜伽思想、文化、大师、典籍、设施、环境、人群、交流、活动等等历时和共时地构成一个巨大的瑜伽基库。这个瑜伽基库慢慢具有了内在的自组织结构，可以说有了独立的"生命"。这个世界就如一个巨大的电场，可以源源不断地提供动力，提供持久的光明。这个瑜伽基库就如这个巨大的电场，人们要获得瑜伽之光，就可以通过不同的联结方式和这个瑜伽基库联结。这个瑜伽基库就如瑜伽之主，它无所不能、无所不知，总可以让你得到联结，见到瑜伽之光。如今，我们似乎可以跳出单一瑜伽系统或传承的观念，用"瑜伽传统"来概括，也可以用"大瑜伽"观念来涵盖。也就是说，瑜伽基库就是这个不断绵延发展的活生生的瑜伽传统，或者说"大瑜伽"。

（三）瑜伽作为联结，就是和瑜伽基库的联结

瑜伽的基本含义就是联结，这个联结就是个体自我和终极对象的联结，这个终极对象可以被理解为至

上者、梵、道，或我们的真我等等。然而，我们要发现自己的真正本性，要达到瑜伽的联结（或相应），我们不是凭空进行的，我们需要在一个瑜伽场里，这个瑜伽场也就是我们所知道的瑜伽传统中。

我们注意到，一个具体的人学习瑜伽可能就是直接到一个瑜伽馆或找到一个老师学习，似乎和我们谈的瑜伽传统无关。其实不是的。这个瑜伽馆或瑜伽老师的出现就是因为这个瑜伽传统在你周围发挥了作用。我们之所以这么容易见到瑜伽馆或瑜伽老师，这同样是因为瑜伽传统的发展。这个瑜伽基库在外延上得到了扩展，我们普通人也容易和这个巨大的瑜伽传统发生直接的关系。

（四）瑜伽人的分类

那么，我们如何去联结？如何和瑜伽基库有直接的关系，并让我们见到瑜伽之光？

首先要明确，我们是谁？我们是谁的问题，是一个真正想学瑜伽并实践瑜伽的人需要反思的。

我们会回答：我们是瑜伽人（目前，很多人喜欢用"伽人"一词了）。

那么，我们是何种瑜伽人？

瑜伽人分不同的类型。这里提供简单的分类法：

第一，有的人只需要体位，只对诸如减肥、美容和健身感兴趣。听说瑜伽有减肥等功能，所以就来学习瑜伽了。这些人可能会爱上瑜伽，也可能学了一个时候就放弃了瑜伽。但必定有一些人会对瑜伽观念发生转化，从单纯的只关注体位法的、为了减肥之类目标的瑜伽，转向更深更广的瑜伽观念。

第二，有的人喜欢身心合一的瑜伽。他们可能对瑜伽已经有了一些认识，不会单纯地认为瑜伽只是关心诸如减肥、美容之类的，他们知道，瑜伽涉及人的身体、心智和心灵三个层面。健康也不仅仅涉及身体层面的，还有心智层面的、心灵层面的健康。这样的瑜伽人会不断进取，最终会找到他们所需要的。

事实上，不同人的瑜伽观念直接构成他们的"瑜伽需要"。有了不同的瑜伽需要，社会上也相应地提供了不同的"瑜伽服务"。

（五）瑜伽阅读是瑜伽联结的重要方式

不管是哪种瑜伽需要，我们都需要强化瑜伽的重要联结方式——瑜伽阅读。阅读是一种"进入"或"联结"的行为。瑜伽阅读是瑜伽人的主体和瑜伽基库中的核心部分（瑜伽思想）相结合的方式。很多人可能缺乏瑜伽阅读，只是锻炼体位，这样的人时间长了，似乎总得不到滋养，有一种生命枯萎的感觉。而当他们打开瑜伽基库，切入其中，他们就会发现一个光芒万丈的宝藏。体位练习让他们不断地联结，但单纯的体位练习是不够的。并且，如果在缺乏导师的经常指导的情况下，联结就更容易淡化，练习瑜伽可能会难以持久。

在印度传统中，我们听到这样的话，人在修行过程中，圣人相伴非常重要。一个人即便是文盲，不读书，但得到圣人相伴，他或她也能成就，觉醒。这是因为，圣人就是瑜伽基库的核心要素，和圣人相伴就是一种纯粹的联结。可是，对很多人来说，不太可能有这么好的机会可以有圣人相伴。因此，他们需要有其他联结的方式。瑜伽阅读就是一种实在的方式。瑜伽阅读是一个开放的联结方式，有可能因为瑜伽阅读而带来其他更多的、更有效的联结。

（六）瑜伽阅读的类型

瑜伽阅读内容很多，我们主要谈论三类：

第一，瑜伽经典；例如瑜伽的基本经典《瑜伽经》《哈达瑜伽之光》《薄伽梵歌》等。这些书或许对很多瑜伽人而言不是一下子就能读懂，但它们是经典，值得一读再读。读多了，慢慢会内化，会不断明白其中的道理，并会让读者受益终生。它们可以成为瑜伽人安身立命的基础。

第二，瑜伽诸流派的著作（属于诸瑜伽流派自身的经典）；每一个瑜伽流派都有各自的经典性著作，不管是艾扬格瑜伽、斯文南达瑜伽、还是阿奴撒拉瑜伽、阴瑜伽、流瑜伽还是其他瑜伽，都会有各自经典性的瑜伽著作。

第三，一般性的瑜伽著作。瑜伽典籍非常多，从词典、杂志、会刊到各类瑜伽著作，我们可以根据需要不断选择阅读。经典书需要不断地、反复地阅读和体验，一般性的书或许只需要浏览、快速阅读，或一次性阅读。但是，任何阅读都有意识地和瑜伽目标联结起来，读书效果会更好一些。

（七）瑜伽练习的类型

基于瑜伽阅读，我们还同时伴随瑜伽的习练。这个习练可以分三层的习练：

第一，身的习练，主要是体位习练，是针对粗身的练习。

第二，心的习练，是针对精身的练习。

第三，灵的习练，是针对因果身的练习。

这里，我们不深入讨论更多的内容，而是说，瑜伽习练基于身体，也推进心和灵的习练，是一个整体主义的练习。我们不能把瑜伽简化为若干体位的习练。从一般说的瑜伽分类，即瑜伽包含行动瑜伽、胜王瑜伽、智慧瑜伽、虔信瑜伽、哈达瑜伽等，就可以知道瑜伽不只是体位的瑜伽或身体的瑜伽。即便是人们所谈的哈达瑜伽，本质上也不是只是身体的瑜伽，而应该理解为"通过身体的瑜伽"。

有了阅读、习练，必然带来瑜伽境界。不同的阅读、不同的习练，自然有不同的瑜伽境界。不同的瑜伽境界构成瑜伽境界的家族。

（八）瑜伽境界

就我来说，我的不同阅读和习练，让我真正明白瑜伽对我们的生活意义：

第一，瑜伽是身心健康的习练方式；

第二，瑜伽是安身立命的道路（不同瑜伽体系，如行动瑜伽、智慧瑜伽、胜王瑜伽、哈达瑜伽等）；

第三，瑜伽是一种生活方式，进入我们的生活，在我们生活中实践出来。

（2014年大理第二届中印瑜伽峰会上的演讲稿）

三、瑜伽中国化的若干问题

　　我们所说的"瑜伽"大致可分为两种，一种是传统的瑜伽，历史上与佛教相结合，另一种是上世纪 80 年代以来传入中国的现代瑜伽。这里讲的瑜伽是后一种。

　　接下来讲三个问题。

　　第一，**是中国瑜伽化还是瑜伽中国化**？中国瑜伽化是个伪问题，是注定要失败的，而且会引起别的问题。所以我们要谈的是瑜伽中国化。

　　20 世纪 80 年代瑜伽传入中国后，发展势头迅猛，但如果理念上有偏差，就会出现问题。所以我们有必要探讨瑜伽发展的理念。现在，西方化的瑜伽，印度的瑜伽等，都已进入中国。因此，中国瑜伽的发展处境是多元的。在这种多元的处境下，我认为**中国已经到了瑜伽理论与实践建构的时机**。

第二，**中国瑜伽需要解决的问题**。这里涉及五个
问题。第一个问题**是翻译问题**。今天许多人懂外语，
这跟历史上佛经（含有瑜伽类典籍）翻译时期的情况
有差别。但瑜伽文献的翻译仍然是个实质性问题。翻
译是我们遇到的第一个问题。如今，翻译不是单纯的
翻译，而是连带着作注，作注即为解读。这是翻译的
新现象。我认为翻译者问题可以慢慢解决。第二个问
题是**吸收问题**，这种吸收有两个向度，印度的瑜伽和
西方的瑜伽。第三个问题是**结合问题**，就是理论与实
践相结合。至于如何结合，需要探索。第四个问题是
创新问题，这个问题我们不陌生，比如中国禅宗的发
展就是对佛教的"创新"。瑜伽进入中国，在当代意
义上是否有可能创新呢？这里的空间很大，比如瑜伽
可以和中医、禅宗、道家等中国传统的东西结合①。
这个问题和瑜伽中国化有关。第五个问题是**身份问
题**。强调瑜伽的不同方面的人，身份感可能有差异。

---

①有人提出这种结合是否存在问题，我们认为不存在问题。瑜伽本身
非常复杂。瑜伽中国化是在不同层面上展开的。从完美主义的角度看，当
然不存在"中国化"问题。但我们也知道，即便瑜伽本身都是具有历史性
的。我们看到瑜伽在历史的不同时期的内涵和外延都是不确定的。我们似
乎不能用一个时期的定义要求全部瑜伽历史的瑜伽定义。同时，我们可以
考察一个瑜伽流派的产生史对我们同样有参考价值。要注意的是，瑜伽中
国化不是随意攀附中国文化元素，自然包含了对一个具体瑜伽形式的真实
把握和实践。这个问题引起讨论本身表明我们关注瑜伽在中国的发展问
题，也包含了瑜伽在中国的未来发展问题。

但不管对什么样的人，瑜伽都有可以提供让我们"安身立命"的身份。在瑜伽中国化之中，慢慢可以形成瑜伽人满意的身份意识。

第三，**瑜伽中国化的推进**。我们已经做的工作有，部分瑜伽经典翻译、瑜伽场馆、瑜伽大会、瑜伽论坛、瑜伽工作坊、瑜伽培训班、瑜伽产业等等。今天已经形成瑜伽的"湖泊"。但要形成瑜伽的自然"海洋"，需要**生态链的平衡**。这是个重要的问题。我们在以不同的方式推动瑜伽中国化的进程，如今要有意识地推动，比如今天的论坛就是这样的尝试。

第四，**瑜伽中国化的展望**。要发展良性的、生态平衡的瑜伽，就要有瑜伽心。除了**瑜伽心**，还要有**瑜伽情**、**瑜伽智**、**瑜伽行**，最后，不能忘记**瑜伽乐**。

（2014 年杭州首届瑜伽中国化论坛上的演讲稿）

四、现代瑜伽应该是科学的

2013 年 3 月 25 日，《羊城晚报》关于谭崔的报道被置于各大门户网站的首页。一时间关于谭崔等身心灵课程所引起的所谓"男女双修""换妻"等话题引起了人们广泛关注。瑜伽也包含身心灵的内容。一时间，瑜伽、谭崔都和性扯上了关系，被国内读者混为一谈。《健康忠告》记者专访浙江大学教授王志成，就如何科学理性看待瑜伽问题进行了采访。

《健康忠告》：今年年初，美国《纽约时报》上出现的两篇关于"瑜伽伤害"与"瑜伽性乱"的报道，国内媒体也密集关注瑜伽的争议。您如何看待这些争议？

王志成：最近有关瑜伽伤害问题媒体报道较

多。我认为，这样的报道有积极意义。瑜伽早已经成为了我国时尚健身行业的新宠。确实，目前我国瑜伽市场比较混乱，瑜伽中出现的伤害，甚至被别有用心的人利用而进行非法活动，出现了一些问题，媒体应该予以曝光。

现代瑜伽在 20 世纪 80 年代从西方逐渐传入我国，并得到了快速的发展。瑜伽馆如雨后春笋般林立。然而，新生事物总是泥沙俱下。作为商业化运作的瑜伽运动，作为价值庞大的瑜伽产业链，大量的瑜伽机构为了吸引参与者，不惜夸大瑜伽的作用，加之不合格的瑜伽教练和不科学的练习方法，于是，各种程度的伤害就不可避免地出现了。

曝光的同时，最重要的还是需要媒体引导读者树立科学、正确的现代瑜伽观。瑜伽在中国传播时间还不是很长。作为一种新生事物，人们对瑜伽的正确理解，还需要有个时间缓冲。瑜伽培训，尤其是瑜伽教练的资质问题、瑜伽场馆的规范问题、瑜伽中出现的伤害赔偿等问题都需要进行规范的管理。

《健康忠告》：从您的研究来看，瑜伽是否起源于性？是否导致了性乱？

王志成：起源于印度的瑜伽是一门古老的实践，

据考古发现，瑜伽在印度河文明时期就已经存在了。瑜伽一词，在印度最古老的《梨俱吠陀》中已经出现了。瑜伽，有两层含义，一是"整合"，一是"联结"。

无论在理论上还是在实践上，主流的瑜伽都与性无关。比如被世人奉为瑜伽圣经的《瑜伽经》明确要求练习瑜伽者要克制性。传统中有的瑜伽流派对性持有一种工具主义态度，把性视为一种自然的控制对象，善加利用。但和一些人把它视为纵欲主义和享乐主义的借口，以及把它作为某些人的商业赚钱手段和方式，完全不同。

在现代，瑜伽的发展早已超越了瑜伽最为古老的含义。作为一种时尚的健身练习，尤其在讲究科学的西方，现代瑜伽得到了迅猛的发展。现代瑜伽更加讲究科学性，讲究科学地依据人体的骨骼和肌肉、组织的结构进行训练。甚至有人说，现代瑜伽就是一种体育健身的时尚运动。

现代社会，在物质极大丰富之后，人类对自己的要求也越来越高。很多人（尤其是广大的白领阶层）感到生活的不确定，感到人与人之间关系的不稳定。他们渴望明白自我，他们追问"我是谁"这样古老的哲学问题，他们探求自我心理的稳定和强大。而瑜伽给他们提供了这样的方法。

现代瑜伽，主要包括体位法和调息法、冥想法（禅定）。科学的体位练习以及调息可以激发人体各系统的平衡和有效的协作能力，增强人们心理的稳定能力，增强人们的自我控制力。冥想法（禅定）则给人们提供了思考自我的方法。

《健康忠告》：瑜伽和人的身心灵相关。目前也出现大量"灵修"机构，称帮助人身心灵成长，宣扬性解放，如谭崔。为什么人们会热衷于身心灵的修炼？普通人应该如何去甄别和选择？

王志成：在人们尚未深刻认识瑜伽的背景下，诸如"谭崔"等课程混淆了现代瑜伽的概念也得到了某些机构的推广和追捧。那些打着"身心灵成长""灵性解放"等旗号，利用人类天然的对生存意义和价值拷问的灵性追求需求，就干起了不道德的勾当，干起了邪教的非法营生。

瑜伽是正常的身心灵锻炼，不是放大并"纵欲"的灵修。谭崔在古代印度是一种少数人的灵修方式，但在现代商业社会容易被利用而带来许多个人和社会问题。奥修注意到西方社会的世俗性并加以利用。在现代西方性解放的背景下，奥修的思想容易被接受和放大。

　　我注意到一个有趣的现象，参加"灵修"，或者热衷"灵修"的部分人，是社会的"失意者"，也有部分是社会上相当的"成功者"。这一现象需要我们关注解读。奥修的灵修主张回到"动物"的自然状态，让人的欲望充分满足，人的很多病就自然没有了。它认为文明对人具有强烈的压抑性，所以人的病就多。对很多 CEO、老板、IT 行业的人，对一些富婆等等，奥修的思想很有吸引力，他们也不在乎钱，他们会参与其中的活动。

　　当下，对于"灵修"团体的甄别，我认为，首先还是应该要基于人类和社会最基本的道德原则——我曾经提出人性原则，作为一个基本的标准。个人要始终保持理性的判断力。那些什么组织"换妻"活动的灵修组织显然已经超出了现代社会的道德原则。这种组织，既容易伤害参与者个人和家庭，又容易危害社会。

　　《健康忠告》：古老的瑜伽要为现代人服务，是不是更应该从科学角度去讨论？

　　王志成：从科学的角度对瑜伽进行研究（练习瑜伽对人的生理系统、呼吸系统的改变），这些观点在上世纪 80、90 年代就早已流行。现在越来越多的科研机构加入研究，使瑜伽在西方科学语境下越来越容易理解和接受。

古老的瑜伽，在现代的传播过程中必须要得到科学的洗礼。世界各地对瑜伽的科学研究已经越来越深入了，也有相关的研究结构和组织。比如，在美国，"国际瑜伽治疗师协会"对瑜伽治疗师培养和评判标准已经进行了广泛的讨论，瑜伽治疗和中医针灸都已成了官方认可的替代疗法的选项，部分也已进入医保范围。

在我国，瑜伽运动似乎还没有得到正式的关注和研究。瑜伽，只是作为哲学派别，得到了某些学者的研究。国内，瑜伽对人体的理疗甚至治疗作用的科学研究还没有充分开展，没有见到过公开的有分量的研究成果。国内个别地方，如杭州，成立了瑜伽协会。但全国性瑜伽协会等组织还有待成立。

现代瑜伽应该是科学的，包括了体式、呼吸、冥想等方法，这些练习都应该在合格、负责的瑜伽教练指导之下进行实践。正确的瑜伽练习需要合格的教练，瑜伽练习者也应该理性地根据个体的体质特征练习瑜伽，避免伤害。对那些打着"身心灵成长整合"之类旗号的灵修组织，则更需要我们睁大眼睛理性地认识。

总体上，瑜伽需要我们给予认真地关注，需要政府相关部门、哲学家、生理学家、市场行政管理者以及每一位瑜伽练习者、参与者的共同关注。

（《健康忠告》记者专访浙江大学教授王志成内容）

五、王志成译著的瑜伽作品

2006 年

1.《现在开始讲解瑜伽——〈瑜伽经〉权威阐释》（与杨柳合译，四川人民出版社）

2.《瑜伽之路》（和杨柳、段力萍合译，浙江大学出版社）

2008 年

3.《室利·罗摩克里希那言行录》（与梁燕敏合译，宗教文化出版社）

2010 年

4.《智慧瑜伽——商羯罗的〈自我知识〉》（四川人民出版社）

5.《冥想的力量》（和梁燕敏、周晓微合译，浙江大学出版社）

2012 年

6.《哈达瑜伽之光》（和灵海合译，四川人民出版社）

7.《至上瑜伽——瓦希斯塔瑜伽》（和灵海合译，浙江大学出版社）

2013 年

8.《瑜伽的力量》（四川人民出版社）

2014 年

9.《虔信瑜伽——〈拿拉达虔信经〉及其权威阐释》（与富瑜合译，四川人民出版社）

2015 年

10.《喜乐瑜伽》（王志成演讲，王东旭整理，乌小鱼绘画，四川人民出版社）

11.《薄伽梵歌》（和灵海合译，四川人民出版社）

12.《瑜伽喜乐之光》（四川人民出版社）

2016 年

13.《瑜伽之海》（四川人民出版社）

14.《帕坦伽利〈瑜伽经〉及其权威阐释》（《现在开始讲解瑜伽》之修订本，商务印书馆）

2017 年

15.《瑜伽是一场冒险》（四川人民出版社）

16.《九种奥义书》（和灵海合译，商务印书馆）

2018 年

17.《直抵瑜伽圣境——〈八曲仙人之歌〉义疏》（商务印书馆）

18.《爱的瑜伽》（《虔信瑜伽》之修订本，四川人民出版社）

19.《吠陀智慧》（和曹政合译，四川人民出版社）

20.《阿育吠陀瑜伽》（四川人民出版社）

后　记

　　过去几年，在郑凯先生的邀请下，我在深圳做了几场瑜伽的主题演讲，做了系列的《瑜伽经》讲解。去年，在郑凯的大力推动下，在一些瑜伽朋友的鼓励和支持下，我在"瑜伽经典学习微信群"中就瑜伽的问题做了一系列"微"演讲。每次都是一个小主题，大概讲 15—30 分钟。这个微信群有 150 人，我不能确定有多少人完全听了我的"微"演讲。但总体来说受到了大家的欢迎。因为微信群人数的限制，有朋友建议我把这些"微"演讲的内容整理出来让更多的瑜伽练习者受益。这就是这本书出版的缘由。

　　在这一系列的"微"演讲中，我用我的身体演讲，用我的心智演讲，用我的灵魂演讲。演讲时，"我"消失了，唯有语言本身在运动。我自己则处于对外界缺乏知觉的喜悦中。

　　书就是人。你现在看到的这本书，大概可以理解为你看到了我这个人。如果你觉得这本书对你还有所启发，那么你大概也进入了我的喜悦中。

　　我只做了演讲。演讲是自由的，但要变成文字、成为书，则是另外一回事了。感谢王东旭先生，他花费了大量的时间从头到尾倾听并整理了我的演讲，使它们成为了完整的文字。在我的演讲过程中，东旭不断提出建议，不断提出问题，这使得这系列的演讲不是我一人单独的行为。同时，要指出的是，在我每次演讲之后，群里的瑜伽朋友们都会讨论、质疑、提问和建议。这是非常好的瑜伽思想互动，也是一种灵性的互动。在此，感谢东旭，感谢群里的每一个瑜伽朋友。

　　整理了文字后，东旭提出，为了让读者更容易理解内容，建议增加一些漫画。这是一个好想法。刚好，群里就有一位漫画家乌小鱼（吴思毅）女士。小鱼得知这一提议后，非常乐意地接受了这一项并不容易的创造性工作。在此，感谢小鱼。不过，要提醒读者的是，漫画的目的是为了增加读者的兴趣，以及一定程度上帮助读者理解书中的部分思想。

　　本书的工作推进得到蕙觉的大力支持，在此表示致谢。在文字稿完成后，灵海阅读了全稿，做了不少文字和编排上的修订。在此，感谢灵海。

感谢均瑜伽生活馆对本书的支持。云舍（吴均芳）女士一直以来关注本书的出版，并且是本书内容的第一批读者。在此，感谢云舍。

瑜伽具有悠久的历史，并在这个时代重新焕发出勃勃的生机。历史上伴随佛教的传入，瑜伽早就来到了中国。但今天的瑜伽更具有时代的现代特征。在 21 世纪的中国，瑜伽正以新的风格融入中国文化，在中国重新生根发芽，成为中国文化的一个有机部分。这本《喜乐瑜伽》或许可被视为瑜伽中国化的小小尝试。

若您对瑜伽文化或推动瑜伽文化有兴趣，您可以联系：dezxsd@126.com。

愿您喜欢。Namaste!

王志成　教授

2014 年 5 月 25 日于杭州

再版后记

《喜乐瑜伽》初版于 2015 年面世。该书风格独特，思想深刻，表达新颖，受到广大瑜伽爱好者的欢迎。

这次再版，根据瑜伽文库要求做了封面改版，但为了保持它本身的历史性，除了修改几个文字之外，没有改动内容。同时，根据最初的出版初衷，这次补充了几幅当时没有放进的漫画。

感谢张丹编辑的细心，让它以如此完美的形式呈现给广大读者。

王志成

2018 年 9 月 1 日于浙江大学

四川人民出版社

薄伽梵歌

【印】毗耶娑 著

【美】罗摩南达·普拉萨德 英译并注释

王志成 灵海 汉译 汪彌审校 32开 定价：46元

　　《薄伽梵歌》《哈达瑜伽之光》《瑜伽经》是三部重要的瑜伽经典，其中《薄伽梵歌》是印度文化的核心和精神内核，讨论了各种基本的宇宙论、人生论、实践论、瑜伽论问题，成为最受广大瑜伽爱好者推崇的瑜伽经典。《薄伽梵歌》已经有多个译本，这个译本更倾向于大众化，同时有精彩的注释，这些注释可以区别于其他版本，对于人们精神修养和瑜伽实践具有重要的指导价值。

. . . .

智慧瑜伽——商羯罗的《自我知识》

【印】商羯罗大师 著

【印】斯瓦米·尼哈拉南达 英译

王志成 汉译并释论 32开 定价：38元

　　《自我知识》是印度最著名的瑜伽大师、哲学家商羯罗之名著，被认为是智慧瑜伽的代表作。本书一方面对该书68节经文进行了精准的汉译和详细的注释，另一方面又通过对商羯罗思想的深入思考，结合当下世界的处境，从东西方跨文化的角度对这部著作进行了全面阐释，从日常生活的角度探索了印度智慧瑜伽传统和当今瑜伽哲学中的诸多问题。

爱的瑜伽：《拿拉达虔信经》及其权威阐释

【印】斯瓦米·帕拉伯瓦南达 著

王志成 富瑜 译 32开 定价：38元

经典的印度瑜伽体系包括行动瑜伽、智慧瑜伽、虔信瑜伽和胜王瑜伽。本书是一本论述虔信瑜伽的通俗读本。本书作者从现代人的视角，结合印度和西方古典哲学和宗教学知识，用最为通俗易懂的语言和生动有趣的古今故事，对《拿那达〈虔信经〉》九章共84条箴言，进行了详尽的注释讲解，从而阐明了虔信之道即虔信瑜伽是如何引导人达于印度哲学所言的最高境界即梵（神）我合一的，对于人们全面了解印度瑜伽体系以至印度文明具有重要的参考价值。

瑜伽喜乐之光：《潘查达西》之喜乐篇

【印】室利·维迪安拉涅·斯瓦米 著

【印】斯瓦米·斯瓦哈南达 英译

王志成 汉译并释论 32开 定价：40元

该书讨论了瑜伽喜乐的各个层面，从物质感官上的喜乐到知识的喜乐，再到非二元的喜乐，再到自我的喜乐，最后到中国人谈的天人合一的喜乐，印度则谈梵我一如的瑜伽喜乐。该书是第一次被译成中文，并由王志成教授权威注释。

瑜伽的力量

王志成 著 32开 定价：36元

是瑜伽界知名学者、浙江大学王志成教授关于瑜伽智慧的演讲集，涵盖了联结、整合、自我、灵性、梵、存在、智慧、喜乐等大瑜伽起始至今的全面信息，主要从人的五鞘与不同类型的瑜伽的对应关系、瑜伽哲学的身心灵三重健康观念以及通过现象层面阐明梵我合一的三个标准三个方面，阐述了广义瑜伽的观念。在这苍茫幻化的世界，脆弱的生命到底安于何处？作者带给不确定尘世中漂浮的灵魂以内在力量。

瑜伽之海

王志成　著　32开　定价: 38元

本书为作者关于瑜伽的研究文章，从不同角度揭示了瑜伽喜乐的秘密，并让深奥的理论变成大众化的实践。书名《瑜伽之海》暗示瑜伽并不是狭义的体位，而是包含了深度的内容，关注人的身心灵整体健康，具有悠久的历史传统，并与时俱进，在当代依然有不断的发展。"瑜伽之海"也暗示本书把人引向一个巨大的瑜伽文化海洋，而不是一个偏狭的瑜伽理解。

瑜伽是一场冒险

王志成　著　32开　定价: 40元

本书为作者关于瑜伽究竟是什么、怎样练习瑜伽、瑜伽将会把人们带往何处等问题所做的探究，从哲学高度解读了瑜伽的意义和价值，从养生的角度解释了瑜伽练习的原则及其注意事项，带领读者一起通过持续地自我探究来达成生命的自我更新和自我的升扬——整理你的瑜伽，过一种主动的生活，在你那有限的人生里美好，体验一场灵魂的冒险和升华。

《瑜伽经》讲什么

【印】岚吉　著

朱彩红　译　定价: 52元

本书在掌握丰富的资料基础上，试图从哲学概念、心理学概念和修习概念三个方面梳理和阐述瑜伽经典《瑜伽经》195句经文蕴含的核心概念及其逻辑顺序，帮助广大瑜伽修习者和爱好者澄清《瑜伽经》的核心概念和思路，从而更好地理解《瑜伽经》的内容，进而更好地理解瑜伽修习，获得永恒的平静、满足、快乐。本书也是中国瑜伽研究者进一步的研究难得的参考资料。

吠陀智慧

【印】马赫什·帕布 著

王志成 曹政 译 32开 定价: 30元

吠陀科学是人类最重要的知识体系。它不仅提供关于我们真我(True Self)的知识,也提供我们生活在其中的意识宇宙的知识;它揭示自然与自然法则的秘密。本书以易于理解的方式呈现吠陀的智慧,每一章都提供了一个关于吠陀生活的不同视角,而每一视角都是一扇门,让人们通过内在的深度反思和对外部自然的深入关照,得以理解关于"我们真正是谁"这一主题,使瑜伽习练和教学具有正确的方向。

阿育吠陀瑜伽

王志成 编著 32开 定价: 68元

本书结合阿育吠陀的医学思想和实践理念,在5000年历史的瑜伽之根基础上,揭示身体健康和心灵完整的当代瑜伽之路,让我们的身体更科学地得到锻炼,让我们的心灵更完整地得到滋养! 阿育吠陀瑜伽重点考虑个体和个体之间的体质之差异,是我们当下现代瑜伽2.0版,有助于我们科学地管理自己,并减少瑜伽伤害。

瑜伽梵语实用手册

王东旭 吴华军 编 唐琨 周玲 审校

王骢颖 绘 定价: 42元

梵语是世界语言宝库的一支,是世界上最精准但最难学的语言之一。随着瑜伽的普及和发展,作为瑜伽经典所用文字的梵语重新在瑜伽领域焕发新生。本书将瑜伽经典学习、瑜伽文化学习、瑜伽哲学学习及瑜伽各种习练法中的词汇进行分类整编,并把每个梵语字母的认读写作为入口。这样既可以帮助零基础的朋友入门梵语,亦可以作为瑜伽精进修习者日常梵语学习的标准参考手册。